LA MÉNOPAUSE

Avec la collaboration de Valérie Videau et Béatrice Nicodème
Infographies : WAG

Drs Marina Carrère d'Encausse et Michel Cymes

Avec la collaboration
des Drs Marianne Buhler et Pascale This

LA MÉNOPAUSE

•MARABOUT•

SOMMAIRE

PRÉFACE 6

INTRODUCTION 8

CHAPITRE 1 :
La ménopause : un bouleversement 11

Un véritable bouleversement dans la vie d'une femme 12

L'âge de la ménopause 18

De vous à nous : les réponses aux questions que vous nous avez posées lors de l'émission télévisée *Le Magazine de la santé* 22

CHAPITRE 2 :
Les effets à court et à moyen terme de la ménopause 25

Les conséquences de la ménopause 26

CHAPITRE 3 :
Les conséquences nerveuses et psychiques de la ménopause 35

La ménopause et les troubles de la cinquantaine 36

Les bouleversements dus à la ménopause 38

CHAPITRE 4 :
Les effets à long terme de la ménopause 43

L'ostéoporose 44

Les maladies cardiovasculaires 48

La survenue d'éventuels cancers 50

CHAPITRE 5 :
Le traitement hormonal de la ménopause 53

Le traitement hormonal substitutif (THS) 54

De vous à nous : les réponses aux questions que vous nous avez posées lors de l'émission télévisée *Le Magazine de la santé* 60

CHAPITRE 6 :
Idées reçues sur le THS, et ce qu'il en est réellement 63

Pour ou contre le THS ? 64
THS et cancer du sein : le point sur la polémique 66
THS et cancers de l'utérus, des ovaires et du côlon 68
THS, maladies cardiovasculaires et problèmes veineux 69
Les contre-indications au traitement hormonal 70
De vous à nous : les réponses aux questions que vous nous avez posées lors de l'émission télévisée *Le Magazine de la santé* 72

CHAPITRE 7 :
Les autres traitements de la ménopause 75

Vraies et fausses alternatives au THS 76

CHAPITRE 8 :
La prévention des effets à long terme de la ménopause 85

La préservation du capital osseux, du cœur et le dépistage des cancers 86

CHAPITRE 9 :
La ménopause au quotidien 91

L'hygiène de vie 92
La ménopause : maladie ou phénomène naturel ? 98
En conclusion : ce que nous en pensons 100

ANNEXES 103

Les chiffres de la ménopause 104
12 messages clés à destination des femmes 106
Glossaire 108
Adresses utiles 110
Bibliographie 112
Index 114
Notes personnelles 118
Table des matières 120

PRÉFACE

Depuis toujours, la santé est un sujet qui intéresse, qui concerne, qui inquiète.

Qu'il s'agisse de la vôtre ou de celle de vos proches, les questions que vous vous posez, dans ce domaine, sont de plus en plus nombreuses.

Jusqu'à il y a peu de temps, seuls les médecins avaient accès à votre santé ! C'était « leur » champ d'action, « leur » territoire. Ils étaient tout-puissants et préservaient soigneusement leur savoir. Un savoir qu'aujourd'hui ils commencent à partager avec vous, encouragés par la récente vulgarisation médicale, l'intérêt des médias pour ce sujet, la puissance des associations de malades qui se mobilisent pour avoir accès à plus d'informations.

Aujourd'hui, vous voulez savoir de quoi vous souffrez, pourquoi tel examen est réalisé, quels sont les effets secondaires des traitements que vous prenez, etc.

Mais ce n'est pas tout : au-delà de la maladie, vous souhaitez protéger votre santé.

Découvrir une affection le plus tôt possible et augmenter ainsi les chances de guérison, prévenir la maladie, voilà vos nouvelles préoccupations et revendications.

Vous vous intéressez au bon usage des examens de dépistage (mammographie, coloscopie, examen de la peau, etc.).

Vous adhérez de plus en plus aux diverses mesures de prévention (utilisation du préservatif, respect des vaccinations).

Vous souhaitez vivre plus sainement (nourriture équilibrée, réduction des toxiques, pratique d'une activité physique).

Ce nouvel intérêt que vous avez pour votre santé est parfois proche de l'engouement. Nous avons pu le constater depuis bientôt 7 ans que nous proposons des émissions de santé sur la Cinquième, aujourd'hui rebaptisée France 5 ; des émissions dont le but est tout autant de décrypter l'actualité « santé », que de répondre plus directement à vos questions. Elles furent d'emblée nombreuses.

À ces questions concrètes et directes – comme « Que faire si le préservatif craque ? », « On parle beaucoup des dangers de certains vaccins : qu'en penser ? », « Peut-on éviter la maladie d'Alzheimer ? », « Je dois passer une fibroscopie bronchique : de quoi s'agit-il ? », « Mon fils qui a 7 ans prend trop de poids : faut-il le mettre au régime ? » ou encore « On parle de nouveaux traitements pour la polyarthrite rhumatoïde : comment fonctionnent-ils ? » –, nous avons choisi de répondre toujours simplement, avec des mots de tous les jours, mais en allant le plus loin possible dans la connaissance médicale. D'où les schémas anatomiques, les explications sur le fonctionnement des organes ou sur le mécanisme des maladies.

Une formule à laquelle, manifestement, vous adhérez.

Pour prolonger ce dialogue, pour l'approfondir et l'enrichir, nous avons choisi l'« écrit ».

C'est le but de ces entretiens que nous menons avec des spécialistes sur tous les thèmes qui vous concernent, qu'il s'agisse de la contraception, du diabète, de la vaccination, de l'arthrose pour ne citer que les premiers ouvrages à paraître.

Les questions que nous leur posons sont vos questions, celles que vous nous posez. Nous sommes votre relais.

Ces livres seront réactualisés à chaque nouvelle édition, avec les dernières questions que vous nous adresserez. C'est par ce dialogue permanent que nous nous enrichissons mutuellement.

Nous comptons sur vous pour retrouver dans cette collection le dynamisme dont vous faites preuve avec le *Magazine de la santé* : ces livres, comme nos émissions, sont créés pour vous et par vous.

Dr Marina Carrère d'Encausse
et Dr Michel Cymes

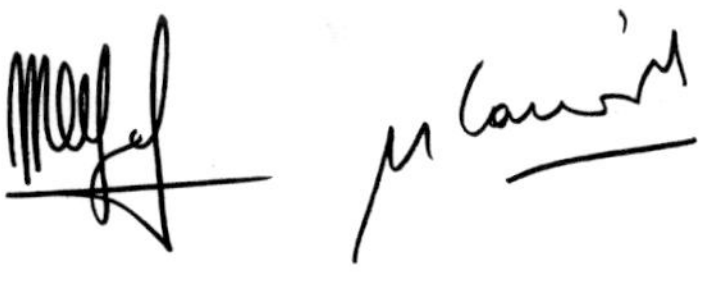

INTRODUCTION

Un phénomène naturel

La ménopause est un phénomène naturel et normal, passage obligé de la vie de toute femme. Cette étape physiologique et psychologique survient aux alentours de la cinquantaine ; elle marque la fin de l'activité des ovaires et, par là même, l'arrêt des sécrétions des hormones sexuelles : œstrogènes et progestérone.

Si l'on parle tant de la ménopause aujourd'hui, et surtout de son traitement, c'est qu'il y a encore quelques siècles, il ne restait aux femmes que peu d'années à vivre après ces troubles du cycle menstruel.

Aujourd'hui, les femmes ménopausées vivent plus longtemps – près de 30 ans – sans ces hormones. D'où l'idée de palier ce déficit dans la mesure où il s'accompagne, à court terme, de signes désagréables et est, à long terme, lourd de conséquences.

Un bouleversement physique et psychologique

Pour beaucoup de femmes, la ménopause est une période difficile à vivre, tant physiquement que psychologiquement.

Avant que n'existent des « solutions thérapeutiques », les femmes « entraient en ménopause » comme d'autres entraient en religion. Elles s'y installaient pour quelques années, ressassaient leurs différents troubles et mettaient tout – maux de tête, insomnies, excès d'appétit, nervosité, etc. – sur le compte de ces modifications hormonales. Des événements souvent liés à la ménopause… mais pas toujours.

Les signes immédiats de la ménopause sont en effet bien connus : citons, entre autres, les bouffées de chaleur – qui surviennent en particulier la nuit –, les maux de tête, une prise de poids, une fatigue, un sommeil perturbé, une nervosité, voire un état dépressif.

Un peu plus tard, s'ajoutent d'autres troubles : sécheresse de la peau et des muqueuses à l'origine de douleurs lors des rapports sexuels, troubles ou infections urinaires…

À plus long terme, la carence en œstrogènes constitue un réel danger pour les os qui se fragilisent, facilitant la survenue de fractures (notamment celle du col du fémur) et de tassements.

Les œstrogènes protégeant également les parois des vaisseaux, le vieillissement artériel qui suit la ménopause provoque maladies cardiaques ou vasculaires.

Pour ou contre le THS ?

Face à ces conséquences de la ménopause, souvent désagréables, parfois dangereuses, il a paru logique de donner les hormones qui font défaut à cette période de la vie. C'est le but du traitement hormonal de la ménopause, le fameux THS.

Un traitement craint par certaines, porté aux nues par d'autres. Un traitement facilement proposé par les médecins, eux-mêmes poussés par les laboratoires.

Il faut reconnaître qu'il lutte efficacement contre les signes immédiats, en premier lieu les bouffées de chaleur. Mais on l'a un peu vite paré de toutes les vertus.

Progressivement, le nombre de femmes traitées par THS a augmenté jusqu'à ce que la publication de travaux scientifiques venus d'outre-Atlantique montrent, d'une part, un danger causé par la consommation de ces hormones, d'autre part, un moindre intérêt que celui qui était escompté.

Ces travaux ont été décriés par beaucoup, bien que ni les traitements ordonnés ni les femmes traitées ne soient comparables aux États-Unis et en France. Mais la peur s'est installée, du côté des femmes comme des médecins.

Aujourd'hui, avec la publication des premières études françaises, les multiples réunions d'experts sur la question et avec le recul, les médecins ont adopté de nouvelles habitudes de prescription.

En expliquant clairement aux femmes ce qu'est la ménopause et les conséquences qu'elle entraîne, les avantages et les inconvénients du traitement, les médecins décident de concert avec leur patiente la prise ou non de ce traitement ; ils ajustent la façon dont il sera pris, et pour combien de temps.

Ce sont ces nouvelles donnes que nous souhaitons vous communiquer au travers de ce livre pour que vous puissiez choisir en toute connaissance et en toute tranquillité le traitement qui vous va.

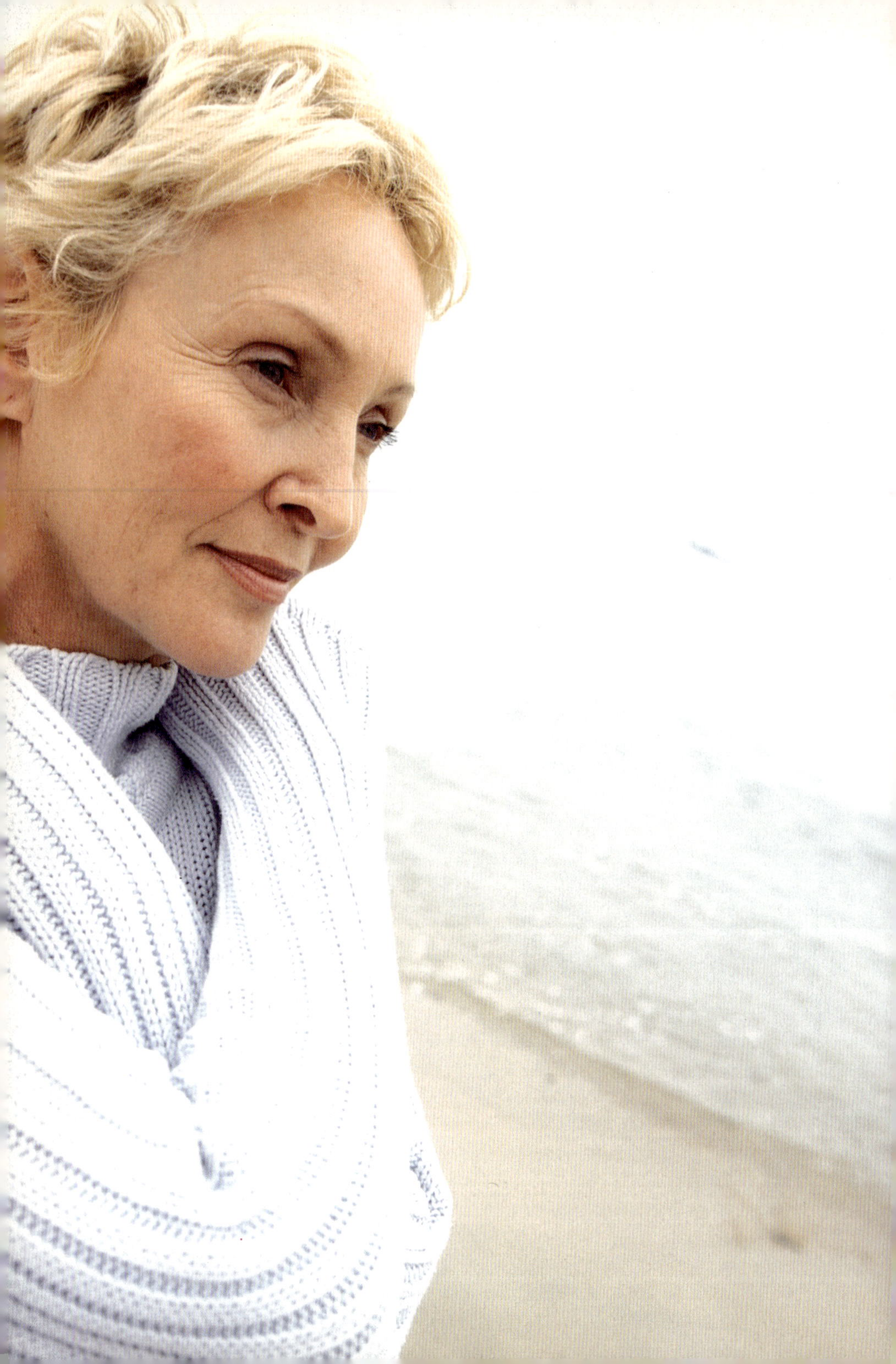

CHAPITRE 1

La ménopause : un bouleversement

UN VÉRITABLE BOULEVERSEMENT DANS LA VIE D'UNE FEMME

La ménopause est le moment, dans la vie d'une femme, où ses ovaires cessent de fonctionner. Cet arrêt n'est pas brutal, mais se produit progressivement. Le processus peut se prolonger sur deux années, voire plusieurs, et entraîne inévitablement un bouleversement hormonal. Face à cette nouvelle donne, l'organisme s'adapte avec plus ou moins de facilité, ou de difficultés.

? Quand peut-on dire qu'une femme est ménopausée ?

Les ovaires ont deux fonctions :

– ils sécrètent des **hormones** qui interviennent dans la vie sexuelle de la femme ;

– ils participent également à la fonction de reproduction. Chaque mois, ils produisent les ovules qui vont (ou ne vont pas) être fécondés.

On peut dire que la femme est ménopausée lorsque ces deux fonctions ont cessé, mais elles ne s'arrêtent pas toutes les deux en même temps ! L'impossibilité de reproduction, due à la baisse de qualité des ovaires, précède d'environ 10 ans l'arrêt de la sécrétion d'hormones.

? Qu'appelle t-on « préménopause » ?

On appelle **« préménopause »** ou **« périménopause »** la période qui précède l'installation définitive de la ménopause. Elle débute lorsque le fonctionnement ralenti des ovaires rompt le délicat équilibre qui unissait jusqu'alors le couple œstrogènes-progestérone. L'ovulation devenant irrégulière, la sécrétion de progestérone diminue et les œstrogènes dominants provoquent alors des effets plus ou moins désagréables. Si vous êtes confrontée à cette période un peu délicate, ne vous étonnez pas si vous vous sentez nerveuse, agitée, ou si quelques bouffées de chaleur surviennent intempestivement !

? Combien de temps dure la préménopause ?

La chute de la progestérone est également la cause de cycles plus espacés, irréguliers, de règles plus longues et parfois hémorragiques.

Ce processus peut durer plusieurs mois ou plusieurs années, de même que la puberté a mis plusieurs années à s'installer...

Dans le cas de l'arrêt des cycles lors de la ménopause, on pourrait utiliser l'image d'une voiture qui va tomber en panne et qui cahote un moment, repart, ralentit, puis redémarre avant de s'arrêter définitivement !

À cette période d'irrégularité des cycles, il faut encore ajouter une année sans règles pour pouvoir parler réellement de **ménopause avérée**. Les règles peuvent en effet subir une interruption temporaire – par exemple à la suite d'un choc –, puis réapparaître.

La préménopause (ou périménopause) dure environ deux ans pour la majorité des femmes, mais il arrive qu'elle se prolonge sur plusieurs années.

Néanmoins, un stress brutal peut précipiter la survenue de la ménopause. Il crée alors un problème de vascularisation, c'est-à-dire une mauvaise irrigation des vaisseaux sanguins, qui va contracter les ovaires, dans une sorte de « spasme ». À un certain âge, ce choc peut être suffisant pour stopper leur activité.

Un nouvel état

La ménopause n'est pas simplement un plus ou moins mauvais moment à passer. Elle marque le début d'un nouvel état permanent. À la ménopause, en effet, un nouvel équilibre hormonal s'installe peu à peu. Il nécessite donc une réorganisation de la « gestion » du système endocrinien et une adaptation du corps de la femme.

LES ORGANES GÉNITAUX FÉMININS

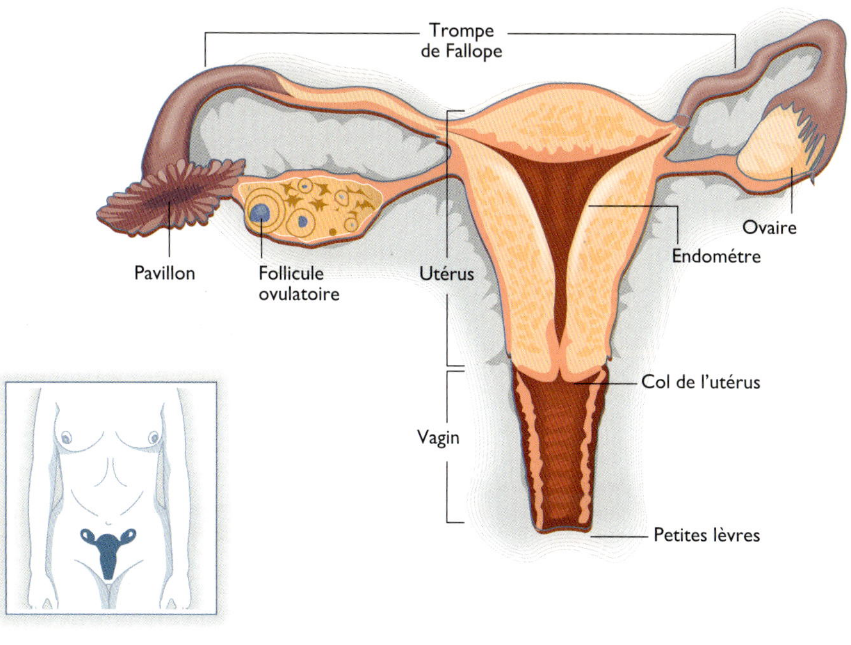

Qu'est-ce que les ovaires ?

Les ovaires sont pour la femme ce que les testicules sont pour l'homme : ses deux **glandes génitales**. Ils ont la forme d'une grosse amande ou d'une noix allongée mesurant 2 à 3 cm de long pour environ 1,5 cm d'épaisseur. De couleur blanche, ils pèsent de 6 à 8 g.

Ils sont situés de chaque côté de l'utérus, auquel ils sont reliés par des ligaments. D'autres ligaments les relient également aux trompes.

Ces glandes génitales renferment les **follicules ovariens**. Ces précieux organes microscopiques, de forme arrondie, contiennent chacun un **ovule**, entouré d'une couronne de cellules.

Comment fonctionnent-ils ?

Les ovaires ont deux fonctions qu'ils remplissent de la puberté jusqu'à la ménopause :

– ils produisent chaque mois 1 ovule (c'est l'équivalent du spermatozoïde chez l'homme) ;

– ils sécrètent les hormones féminines : les **œstrogènes** et la **progestérone**.

Les hormones sont des substances chimiques favorisant le bon fonctionnement de certains organes. Dans la vie d'une femme, les œstrogènes et la progestérone jouent un rôle essentiel : ils donnent à la femme son aspect féminin, maintiennent ses organes génitaux en bon état de marche et assurent le bon déroulement des cycles et des grossesses.

Ces deux hormones « travailleuses » protègent également les vaisseaux, maintiennent la densité des os et assurent la qualité de la peau et des muqueuses. Nous aborderons plus amplement toutes ces « actions bénéfiques » dans le chapitre sur les effets de la ménopause.

Les ovaires sécrètent également des hormones mâles, les **androgènes**. Produites en faible quantité, ces hormones diminuent de moitié après la ménopause. Cependant, même minoritaires, elles ont un effet bénéfique sur l'état général, la libido (le désir sexuel) et la densité des os !

Des follicules en folie !

À la naissance, les ovaires contiennent assez de follicules pour produire entre 400 000 et 500 000 ovules. Cela peut paraître énorme, mais une grande partie d'entre eux ne vient pas à maturité, il n'en reste déjà plus que 30 000 à la puberté… Et, sur ces 30 000, seuls 500 à 600 se développent jusqu'à l'ovulation entre la puberté et la ménopause (ce qui représente 40 à 50 années de 12 cycles !).

À quoi servent les œstrogènes ?

L'organisme humain contient un très grand nombre d'hormones. Celles qui règlent la sexualité féminine sont essentiellement sécrétées par les ovaires, l'hypophyse (petite glande endocrine [qui produit des hormones] du cerveau) et l'hypothalamus (région du cerveau qui contrôle d'une part les sécrétions hormonales de l'hypophyse et d'autre part l'activité du système nerveux végétatif).

Les œstrogènes sont sécrétés en permanence à partir de la puberté jusqu'à la ménopause. Ce sont les hormones féminines par excellence ! Elles ont une action importante sur les seins (elles leur apportent développement et fermeté) et sur les organes génitaux (en évitant l'atrophie du vagin et de l'utérus, et en entretenant l'endomètre, la muqueuse qui tapisse l'intérieur de l'utérus).

Les œstrogènes ont également une action sur :

– les os, dont ils maintiennent la densité en les aidant à fixer certains minéraux indispensables, comme le calcium et le phosphore ;

– les vaisseaux, qu'ils protègent des dépôts de graisse qui entraîneraient hypertension et accidents vasculaires ;

– la peau et les muqueuses, qu'ils épaississent, favorisant ainsi leur hydratation ;

– la coagulation sanguine et le métabolisme des glucides et des lipides.

– enfin, la grossesse : ils sont indispensables pour la mener à son terme.

À quoi sert la progestérone ?

La progestérone, elle, n'est sécrétée que durant la seconde partie du cycle, après l'ovulation par le corps jaune. Il n'y a donc pas de progestérone s'il n'y a pas d'ovulation.

La progestérone s'oppose aux œstrogènes. Elle agit sur :

– l'endomètre (la paroi utérine) en limitant l'épaississement provoqué par les œstrogènes ;

– les seins, en évitant leur gonflement excessif ;

– le col, en contribuant à sa fermeture.

Elle exerce également une action sédative générale, diminue la faim et la soif, et apaise l'humeur !

Enfin, elle fait monter la température du corps de plusieurs dixièmes de degrés (c'est la découverte, en 1940, de cette propriété qui a permis d'établir la méthode de contraception fondée sur la courbe des températures).

Œstrogènes et progestérone

Le bien-être physique et psychique dépend donc en grande partie de l'équilibre entre les œstrogènes et la progestérone.
Des œstrogènes sécrétés en quantité insuffisante vont entraîner, entre autres, des bouffées de chaleur, des difficultés lors des rapports sexuels, des troubles nerveux et des problèmes de peau.
Le déficit en progestérone, quant à lui, augmente l'importance des règles et la durée des cycles.

Que se passe-t-il chaque mois ?

Un cycle dure environ 28 jours : il débute le 1er jour des règles et se termine le 1er jour des règles suivantes. En principe, il se répète régulièrement de la puberté à la ménopause, excepté durant les mois de grossesse.

Chaque mois, donc, de nombreux follicules disparaissent et, à partir du 1er jour du cycle, l'un d'eux commence à grossir sous l'action des FSH (*follicule stimulating hormone*), autrement dit des hormones folliculo-stimulantes. Les cellules qu'il contient se multiplient et sécrètent des œstrogènes – la fameuse hormone dont on a parlé plus haut. C'est durant cette période du cycle (appelée « phase folliculaire » et qui dure environ 14 jours) que l'ovule mûrit.

Durant cette 1re partie de cycle, les ovaires ne sécrètent pas encore de progestérone, mais uniquement des œstrogènes. Ceux-ci permettent à la muqueuse utérine de se développer et de s'épaissir. Ainsi, ils contribuent à produire une glaire cervicale de bonne qualité, favorisant la fécondation et permettant d'accueillir un éventuel embryon.

Qu'est-ce que l'ovulation ?

Lorsque le follicule atteint un diamètre d'environ 20 à 25 mm, il se rompt et libère l'ovule : c'est l'**ovulation**. Elle se produit vers le 14e jour du cycle : c'est à ce moment-là que vous êtes au pic de votre fertilité ! Aussitôt après l'ovulation, commence la phase lutéale ou postovulatoire. Le follicule se transforme alors en une formation jaunâtre, appelée **« corps jaune »**. Il sécrète de l'œstradiol (un œstrogène) et de la progestérone. Ces deux hormones continuent à préparer la muqueuse utérine à une nidation éventuelle de l'ovule fécondé. Le col se ferme alors et la température du corps s'élève de 2 à 3 dixièmes de degré.

Que se passe-t-il si l'ovule n'est pas fécondé ?

Après la phase postovulatoire, l'ovule commence son voyage tout au long de la trompe en direction de l'utérus. Si, durant cette traversée, il est fécondé par un spermatozoïde, il s'implante alors dans l'utérus. Grâce à la progestérone, la muqueuse (ou endomètre) de l'utérus s'est épaissie ; l'embryon peut donc s'y développer confortablement...

Dans le cas contraire, l'ovule disparaît. Le corps jaune s'atrophie et la muqueuse utérine, privée d'hormones, se décolle. Elle est ensuite expulsée vers l'extérieur, déclenchant l'écoulement sanguin : ce sont les **règles**.

Cette période de sécrétion du corps jaune s'étale sur environ 14 jours.

Ensuite, tout recommence avec un nouveau follicule...

Quelles sont les hormones sécrétées par le cerveau ?

– L'**hypothalamus**, situé à la base du cerveau, est un centre régulateur des grandes fonctions (faim, soif, activité sexuelle, sommeil, éveil, thermo-régulation – régulation de la température corporelle) et du système hormonal.

Il reçoit des informations provenant d'autres parties du cerveau et du corps et les traduit en messages sous forme d'une substance hormonale, la **LH-RH** (*luteinizing hormone-releasing hormone*), qui descend jusqu'à l'hypophyse.

La concentration de LH-RH, qui varie au cours du cycle menstruel, augmente en période pré-ovulatoire.

– L'**hypophyse** est une petite glande située sous la face inférieure du cerveau. Stimulée par la LH-RH que lui envoie l'hypothalamus, elle produit à son tour deux hormones qui portent le nom de **gonadostimulines** car elles stimulent les gonades (c'est-à-dire les ovaires) : la FSH et la LH.

– La **FSH** (*follicule stimulating hormone*, c'est-à-dire « hormone folliculo-stimulante ») est sécrétée au début du cycle menstruel. En phase folliculaire (du 1er au 14e jour du cycle), sa sécrétion déclenche la croissance dans l'ovaire d'un des follicules sélectionnés, qui contient l'ovule.

Lorsque le taux de FSH est élevé, cela signifie que les ovaires ne fonctionnent plus ou fonctionnent mal. (La possibilité de procréation assistée se fonde d'ailleurs sur les dosages de FSH.)

– La **LH** (*luteinizing hormone*, c'est-à-dire « hormone lutéinisante ») est sécrétée à un taux très bas en début de cycle et connaît un pic 36 h avant l'ovulation. Puis elle retombe et reste au même niveau qu'avant l'ovulation. C'est elle qui déclenche l'ovulation, la rupture du follicule et la libération de l'ovule. Ensuite, la LH diminue brutalement au moment où le corps jaune produit la progestérone.

L'hypophyse stimule la sécrétion des glandes qui dépendent d'elle, et donc des ovaires. Si cette sécrétion devient trop importante, l'hypophyse ralentit son activité ou même l'interrompt. Si les ovaires ne sécrètent pas assez d'hormones, l'hypophyse augmente sa stimulation. C'est ce qu'on appelle la **rétro-régulation**.

Une activité importante de l'hypophyse peut ainsi être un des signes de la ménopause, l'hypophyse s'évertuant à grand-peine à stimuler les ovaires devenus paresseux !

– Une autre hormone est sécrétée par l'hypophyse : c'est la **prolactine**. Elle favorise la sécrétion de progestérone, a un effet protecteur sur la muqueuse utérine pendant la grossesse et déclenche la lactation après l'accouchement.

L'hypothalamus contrôlant à la fois les fonctions hormonales et les émotions, il n'est pas surprenant qu'un choc psychologique ou un stress violent viennent bloquer le cycle menstruel…

Qu'appelle-t-on « atrésie folliculaire » ?

Chez l'homme, les testicules produisent des hormones mâles et des spermatozoïdes sans jamais s'arrêter, de la puberté jusqu'à la mort !

Chez la femme, en revanche, les ovaires possèdent l'intégralité de leur stock d'ovules dès la naissance et n'en fabriqueront plus au cours de l'existence… Ce stock est énorme, certes, puisque, avant même la naissance, à l'état embryonnaire, la femme dispose de plusieurs millions de follicules. Mais ceux-ci sont soumis à un phénomène que l'on appelle « l'atrésie folliculaire », qui entraîne l'atrophie continue d'un grand nombre d'entre eux.

Voilà ce qui explique une diminution rapide de leur nombre ! De plusieurs millions à l'état embryonnaire, ils passent à quelques centaines de milliers à la naissance, pour tomber à plusieurs dizaines de milliers à la puberté… et finir à un nombre quasiment nul à la ménopause !

SCHÉMA SUR LES HORMONES : LIEN HYPOTHALAMUS, HYPOPHYSE, OVAIRES, ORGANES CIBLES

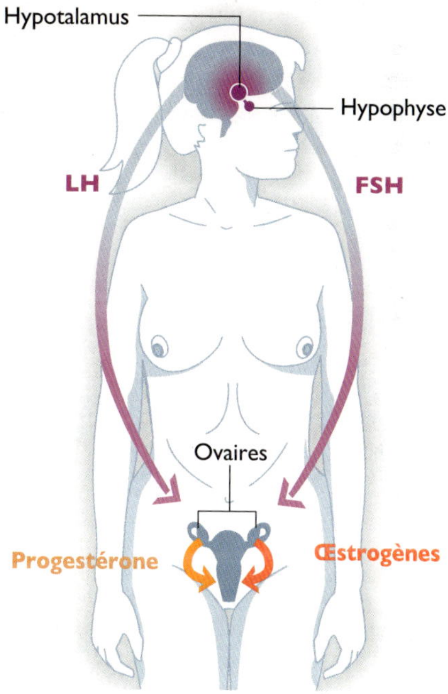

L'hypothalamus stimule l'hypophyse qui sécrète la LH et la FSH.

L'ÂGE DE LA MÉNOPAUSE

Il arrive un moment où l'hypophyse, sous l'influence de l'hypothalamus, a beau envoyer une quantité croissante de FSH et de LH, rien n'y fait : les ovaires ne réagissent plus. Pourquoi ? Parce qu'ils n'ont presque plus de follicules, ces derniers ayant disparu les uns après les autres !

? Que se passe-t-il quand les ovaires ne fonctionnent plus ?

L'arrêt de la fonction ovarienne a 2 conséquences, outre bien sûr l'absence d'ovulation :

– **Il n'y a plus** (ou presque plus) **de sécrétion d'œstrogènes et de progestérone**. En réalité, certaines femmes continuent à sécréter ces hormones, bien qu'en très faible quantité. Voilà pourquoi elles sont moins gênées que d'autres par les troubles de la ménopause ! Certains chercheurs pensent que les ovaires des femmes ménopausées continuent à sécréter de petites quantités d'hormones mâles – ce qui aurait un effet stimulant sur la libido, et pourrait entraîner une pilosité excessive et la chute des cheveux. D'autres pensent qu'il n'y a plus la moindre sécrétion au niveau des ovaires.

– **Les sécrétions de l'hypophyse augmentent**. C'est une conséquence de la rétro-régulation dont nous avons parlé plus haut. Quand, à l'approche de la ménopause, les ovaires commencent à fonctionner moins bien, l'hypophyse réagit en essayant de les stimuler davantage. En conséquence, le taux de FSH dans le sang s'élève, bientôt suivi par le taux de LH.

L'augmentation du taux de FSH pourrait être une des causes des bouffées de chaleur si redoutées. Rien n'est moins sûr cependant, puisque les femmes stériles à qui l'on prescrit FSH et LH ne se plaignent jamais de bouffées de chaleur…

? À quel âge survient la ménopause

L'âge moyen se situe entre 50 et 52 ans, les deux extrêmes (sauf dans des cas très rares) étant 40-45 et 55 ans. Dans cette fourchette de 10 années se situe l'âge des dernières règles pour 90 % des femmes.

L'arrêt de la fertilité, quant à lui, survient 10 ans plus tôt, entre 40 et 43 ans. Cela n'exclut évidemment pas la possibilité d'une grossesse après 43 ans… Mais les courbes de fertilité sont très nettes : il y a une cassure flagrante 10 ans avant la ménopause. Nénamoins, certaines femmes déclenchent une ménopause précoce vers 40-45 ans, quelques mois après une grossesse !

L'âge moyen est très stable, et, *a priori*, ni les pratiques contraceptives sur du long terme, ni le port d'un stérilet n'ont la moindre influence sur l'âge de la ménopause. L'âge des premières règles et le nombre de grossesses n'interviennent pas non plus. Le seul critère personnel pouvant intervenir est l'usage du tabac. Une grande consommation sur de nombreuses années peut avancer la ménopause de 18 mois à 2 ans, du fait de l'action défavorable de la nicotine sur l'hypothalamus.

En revanche, les facteurs familiaux peuvent jouer dans les cas de ménopause précoce (voir plus loin). Une femme dont la mère a été ménopausée à 55 ans a plus de chances d'avoir

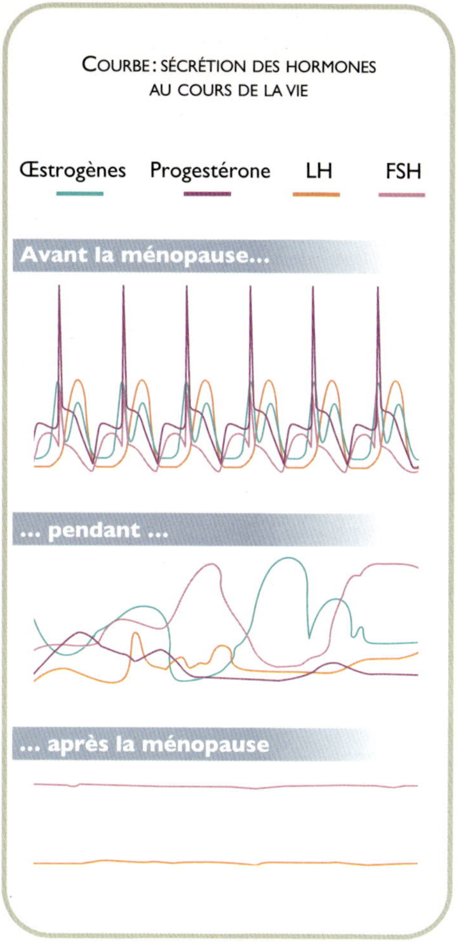

une ménopause tardive, qu'une femme dont la mère l'a été avant 40 ans. C'est un point très important, sur lequel il faut attirer l'attention des jeunes filles issues de famille où l'on a des ménopauses précoces. En effet, une ménopause à 40 ans signifie un arrêt de la fécondité à 30 ans – ce qui est très tôt... surtout si la jeune fille souhaite fonder, à son tour, une jolie famille...

Pourquoi l'âge de la ménopause varie-t-il ?

Au fur et à mesure que le nombre de follicules diminue, les ovaires ont de plus en plus de difficulté à répondre aux stimulations de l'hypophyse. Lorsque la réserve d'ovules est épuisée et que les ovaires ne répondent plus aux ordres du cerveau, c'est le début de la ménopause. Il arrive cependant qu'il reste quelques follicules, qui continuent à produire de petites quantités d'hormones : cela explique la diversité des symptômes de la ménopause, et le fait que des règles puissent encore survenir de façon sporadique durant quelque temps.

Après la ménopause, les ovaires se transforment peu à peu en tissu fibreux, mais ils continuent à sécréter une petite quantité d'androgènes. Ce sont eux qui contribuent à maintenir un bon état général. C'est pourquoi vous avez encore un bon tonus et de la libido !

On ignore aujourd'hui la cause de l'atrésie folliculaire, et l'on n'a donc aucun moyen de la ralentir. Quoi qu'il en soit, la conséquence de cette atrésie est évidente : en l'absence de follicules, aucun ovule ne peut se développer, la ménopause survient.

Une femme ayant ses premières règles à l'âge de 12 ans et sa ménopause à 52 ans aura utilisé au total environ 480 follicules... l'atrésie lui en aura fait perdre environ 40 000. Ce n'est donc pas une ou deux douzaines de follicules économisés par d'éventuelles grossesses qui peuvent suffire à repousser l'âge de la ménopause !

Voilà pourquoi l'âge de la ménopause ne dépend ni de l'âge d'apparition de la puberté, ni du nombre de grossesses, ni du nombre d'années durant lesquelles une femme a pris la pilule contraceptive. La ménopause résulte simplement de l'atrophie des follicules et est une conséquence inévitable...

Plus tôt ? plus tard ?

Divers facteurs, plus ou moins contestés, pourraient également jouer un rôle.

L'obésité avancerait l'âge de la ménopause, les femmes ne travaillant pas à l'extérieur auraient une ménopause plus tardive, les femmes végétariennes seraient ménopausées plus tôt.

Il semblerait qu'une femme mariée ayant eu 3 ou 4 enfants, d'un bon niveau de vie et non fumeuse, ait des chances d'être ménopausée relativement tardivement. Mais aucune de ces affirmations n'a réellement été démontrée à ce jour.

En tout cas, il n'existe actuellement aucun moyen de retarder le début de la ménopause, car on ne connaît pas encore suffisamment les causes de l'arrêt de la fonction ovarienne !

Quand dit-on qu'une ménopause est précoce ?

Une ménopause est dite « précoce » lorsqu'elle survient **avant 40 ans**. Les causes peuvent en être très diverses :

– La première est évidemment **chirurgicale** : une femme à qui l'on a enlevé intégralement les ovaires verra leur fonction cesser. Mais il faut bien préciser intégralement, car un fragment d'ovaire peut parfois suffire pour assurer une sécrétion ovarienne normale. Ce cas se produit, par exemple, dans un cas de résection d'ovaire due à la présence d'un kyste.

– **Certaines chimiothérapies** peuvent induire une ménopause précoce, si elles détruisent les cellules de l'ovaire en même temps que les cellules cancéreuses. Mais beaucoup de chimiothérapies ne stoppent les règles que pour une période limitée, celles-ci reprenant quelque temps après l'arrêt du traitement. Il va de soi que l'âge de la patiente intervient comme facteur favorable à la reprise ;

– L'**hérédité** est un facteur non négligeable. Il est bien rare qu'une ménopause survienne précocement dans une famille où il n'y a pas d'antécédents de ce même phénomène. Celui-ci peut notamment être la conséquence d'anomalies chromosomiques.

– Une ménopause précoce peut être la conséquence d'une atteinte des ovaires d'**origine virale**, le plus généralement par les oreillons contractés entre l'âge de 6 et 8 ans.

– Enfin, il existe des ménopauses précoces d'**origine auto-immune** (20 à 50 % des cas) : la présence dans le sang d'anticorps dirigés contre la thyroïde, le pancréas ou les glandes surrénales peut entraîner un mauvais équilibre hormonal.

Bon à savoir

Une ménopause précoce majore les risques de problèmes cardiovasculaires et d'ostéoporose. Il est recommandé, face à un tel cas, de suivre un traitement hormonal substitutif.

Quand dit-on qu'une ménopause est tardive ?

On parle de « ménopause tardive » à partir de 55 ans. Les femmes à ménopause tardive sont généralement des femmes dont la dernière grossesse a été tardive et/ou présentant un fibrome. Une surveillance est nécessaire car ce retard accroît les risques de cancer du sein ou de l'endomètre.

Quand et pourquoi consulter ?

Les signes qui peuvent vous alerter sur votre entrée dans la préménopause sont très divers et ne coexistent pas nécessairement. Voici les principaux :

– cycles irréguliers ou inexistants;
– bouffées de chaleur et/ou sueurs nocturnes;
– dépression;
– insomnie;
– manque d'énergie;
– maux de tête;
– pertes de mémoire;
– prise de poids importante;
– sécheresse de la peau et/ou sécheresse vaginale;
– chute des cheveux...

L'entrée dans la préménopause n'est cependant pas toujours facile à repérer. Ainsi, une femme peut avoir pris la pilule pendant très longtemps et avoir toujours souffert de bouffées de chaleur (ce qui – *a priori* – n'est pas logique), et ces mêmes bouffées disparaîtront à la ménopause.

Les fameuses bouffées de chaleur peuvent être dues à une affection de la glande thyroïde, tout comme la chute des cheveux. Et la dépression, même à la cinquantaine, peut avoir de multiples causes...

De même, l'interruption ou l'irrégularité des cycles n'est pas nécessairement un signe de préménopause.

Dans le doute, la meilleure décision à prendre est de consulter votre généraliste ou votre gynécologue. Il est important, lors de la consultation, que vous puissiez l'informer sur vos antécédents cardiovasculaires ou osseux, sur d'éventuelles ménopauses précoces chez les femmes de votre famille, et sur la présence ou non de cancers du sein dans votre ascendance. Car, même dans les cas où la préménopause et la ménopause sont vécues sans problèmes apparents, ce nouvel état hormonal entraîne des effets tardifs qu'il ne faut pas négliger.

? En quoi consiste l'examen clinique ?

L'examen clinique comprend, entre autres :
– la palpation des seins (pour déceler la moindre grosseur anormale) ;
– un palper abdominal et un toucher vaginal ;
– la prise de la tension artérielle ;
– le frottis cervico-vaginal. Il permet de détecter le cancer du col de l'utérus (il doit d'ailleurs être pratiqué régulièrement, bien avant l'arrivée de la ménopause) ;
– une mammographie et une échographie mammaire ;
– des analyses sanguines (cholestérol total et HDL, glycémie, triglycérides...) qui permettent de juger du risque cardiovasculaire.

? Préménopause ou pas ?

Le seul test hormonal qui présente un certain intérêt est le **dosage de FSH**, c'est-à-dire d'hormone folliculo-stimulante.

Si son taux est très élevé, on peut supposer que l'hypophyse fait preuve d'une activité intense pour tenter de stimuler des ovaires déficients. Mais en réalité, ce dosage donne plus d'indications sur la possibilité ou non de fécondité que sur une éventuelle préménopause, car il est susceptible d'importantes variations durant cette période de préménopause.

Un taux d'œstrogènes faible n'est pas non plus significatif, car il peut s'effondrer à la suite d'un stress – même chez des femmes jeunes.

Ces tests hormonaux permettent en revanche de confirmer le diagnostic de ménopause avérée. À ce stade, en effet, un taux élevé de FSH combiné à un taux élevé de LH et à des œstrogènes plasmatiques bas sont un signe indubitable de ménopause.

de Vous à NOUS

« J'ai 43 ans et mes règles se sont arrêtées. Est-ce le début de la ménopause ? »

L'arrêt des règles peut avoir de multiples causes, autres que la ménopause. Si vous avez des bouffées de chaleur, en revanche, on peut en effet suspecter une ménopause. Renseignez-vous pour savoir vers quel âge les femmes de votre famille ont été ménopausées, et consultez votre médecin.

« J'ai 60 ans et je ne suis toujours pas ménopausée. Est-ce normal ? »

C'est exceptionnel ! L'âge moyen de la ménopause se situe entre 45 et 55 ans.

« Je suis souvent fatiguée, je n'ai plus envie de rien, je perds mes cheveux. Est-ce un début de ménopause ? »

Il faudrait connaître tout d'abord votre âge !... Ces symptômes indiquent un début de ménopause si vous n'avez plus de règles depuis quelques mois déjà. Si vous avez encore des règles et si elles sont régulières, ce n'est en aucun cas un début de ménopause.

« On m'a retiré l'utérus, mais j'ai encore mes ovaires. En l'absence de règles, comment repérer le début de la ménopause ? »

L'âge est un premier indice, en vous référant notamment à l'âge auquel votre mère a été ménopausée.

Les réponses aux questions que vous nous avez posées lors de l'émission télévisée *Le Magazine de la santé.*

Les bouffées de chaleur sont également caractéristiques. Peuvent s'y ajouter des insomnies, une sensation de fatigue, de la nervosité.
Un dosage hormonal pourra aider votre médecin à établir son diagnostic.

« J'ai 60 ans, plus d'utérus et je ne souffre d'aucun trouble. Quelle importance cela a-t-il pour moi de savoir si je suis ménopausée ? »

La ménopause entraîne chez certaines femmes un processus de décalcification durant les deux premières années. Même si vous ne souhaitez pas de traitement hormonal, faites-vous prescrire une densitométrie osseuse pour vous assurer qu'il n'y pas d'inquiétude à avoir de ce côté-là.

« J'ai 84 ans et je suis toujours en ménopause. »

Vous voulez sans doute dire que vous avez toujours des bouffées de chaleur ! La ménopause n'est pas une période limitée dans le temps, mais l'état – définitif – dans lequel entre la femme lorsque cesse sa fonction ovarienne. Il est donc normal que vous soyez « en ménopause » !

« Qui faut-il consulter pour avoir un traitement hormonal ? »

Tout médecin peut prescrire un traitement hormonal, à condition d'observer les bonnes pratiques cliniques : examen gynécologique, palpation des seins, frottis, mammographie.

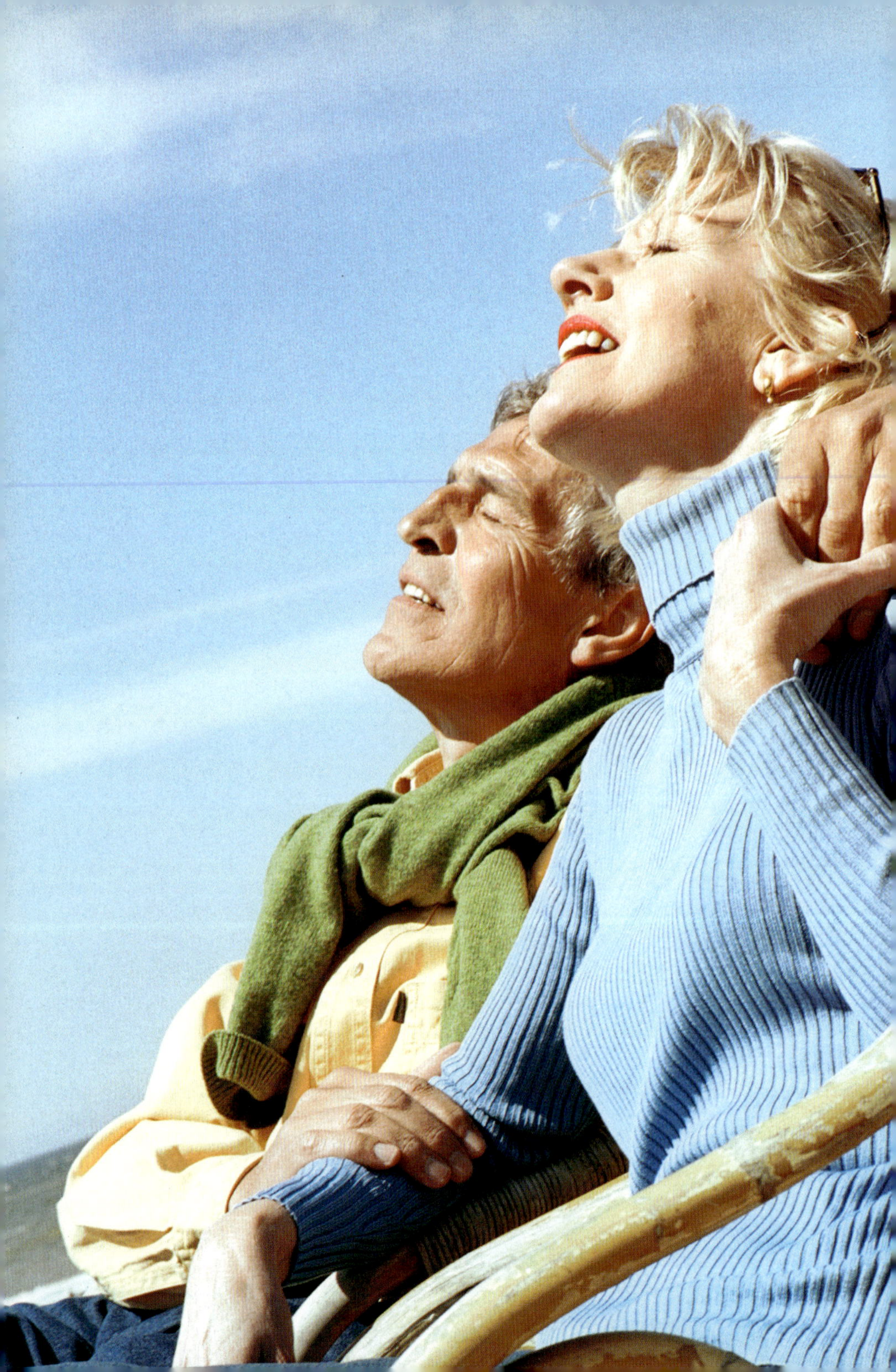

CHAPITRE 2

Les effets à court et à moyen terme de la ménopause

LES CONSÉQUENCES DE LA MÉNOPAUSE

Le ralentissement, puis l'arrêt de la fonction ovarienne modifient l'équilibre hormonal. Les effets de ce bouleversement peuvent difficilement passer inaperçus – arrêt plus ou moins progressif des règles, avec sa conséquence inéluctable : l'infertilité. Lorsque les bouffées de chaleur s'en mêlent, il n'y a plus de doute : c'est le début de la ménopause. Mais bien d'autres petits tracas accompagnent le cortège : prise de poids, sécheresse de la peau, chute de cheveux, atteinte des voies génitales, etc.

Quels sont les premiers effets constatés ?

Lorsque les ovaires donnent des signes de fatigue, les quantités d'hormones qu'ils produisent deviennent insuffisantes pour un bon fonctionnement de la vie génitale.

Le taux de **progestérone** diminue le premier. Libérés de l'action antagoniste de la progestérone, les œstrogènes jouissent alors d'une plus grande liberté d'action et les conséquences ne tardent pas à se faire sentir!

Vous pouvez alors sentir une tension dans les seins, vous pouvez souffrir d'une rétention d'eau, prendre du poids, avoir des règles trop abondantes ou avoir de légers saignements en fin de cycle et, bien sûr, constater une baisse de la fertilité.

Mais les **œstrogènes** suivent bientôt la même pente que la progestérone.

Les règles deviennent alors moins abondantes et les cycles irréguliers. Les bouffées de chaleur apparaissent, le sommeil et le caractère sont perturbés, et vous pouvez peut-être souffrir de sécheresse vaginale et éprouver des sensations de « gonflement ».

Ces troubles sont-ils les mêmes pour toutes ?

Ces troubles sont inégalement vécus. Plus ou moins intenses, ils peuvent se manifester durant des périodes plus ou moins brèves et plus ou moins espacées, ou au contraire être permanents.

Certaines femmes (entre 1/3 et 1/5) ne les ressentent pour ainsi dire pas, tandis que d'autres (environ 1/3) voient leur qualité de vie modifiée d'une façon difficilement supportable.

Il semblerait que certaines catégories de femmes soient globalement moins gênées que d'autres par l'arrivée de la ménopause :

– celles qui ont eu une puberté tardive ;

– celles qui n'ont jamais été enceintes ;

– celles qui ont accouché au moins une fois après 40 ans ;

– celles qui ont un niveau socio-économique élevé ;

– enfin, les célibataires.

La disparition des règles est-elle le premier signe ?

Leur disparition est effectivement l'un des premiers signes annonciateurs de la ménopause. Si elle ne peut évidemment passer inaperçue aux yeux d'une femme qui a des règles naturelles, elle est impossible à repérer dans le cas de prise régulière d'une pilule contraceptive suffisamment dosée pour produire des règles. Cette même pilule supprimant les effets de la carence hormonale, une femme ne peut savoir si elle est ménopausée qu'en interrompant sa prise. Elle verra dès lors si ses règles reviennent ou non.

On peut aussi procéder à un dosage hormonal à la fin de la semaine d'arrêt de la pilule, mais, comme nous l'avons dit au chapitre I, les résultats ne sont pas nécessairement significatifs…

En revanche, les pilules contraceptives ne contenant pas d'œstrogènes (les micropilules) ne masquent pas les autres symptômes de la ménopause (voir chap. 3 et 4). Celle-ci a donc peu de chances de passer inaperçue !

Revenons aux règles « naturelles ». Il arrive qu'elles cessent brutalement après avoir toujours été d'une régularité parfaite, mais de tels cas sont exceptionnels.

Elles peuvent également reprendre après une longue période d'interruption pouvant aller jusqu'à plusieurs mois. Elles surprennent alors la femme qui avait cru son activité ovarienne totalement terminée.

Plus fréquemment, elles deviennent, sur une longue période, irrégulières tant dans leur fréquence (les cycles s'allongent ou raccourcissent) que dans leur intensité (saignements abondants ou presque inexistants) et/ou leur durée (il arrive qu'elles s'éternisent presque jusqu'aux règles suivantes).

Une disparition plus ou moins longue

On donne le nom de « climatère » (du grec *klimakter*, « échelon » ou encore « âge critique ») à cette période de transition entre les règles régulières et leur arrêt complet. La durée du climatère est très variable : elle peut être de quelques mois comme elle peut s'étaler sur deux années, voire plus.

Le syndrome prémenstruel disparaît-il ?

Pour certaines femmes, l'arrêt des règles est synonyme de « soulagement ». C'est le plus souvent le cas de celles qui souffrent depuis la puberté d'un syndrome prémenstruel (ensemble de symptômes annonçant la venue des règles).

Lorsque, chaque mois, la période précédant les règles a apporté des sensations désagréables, voire douloureuses, de gonflement du ventre et de tension des seins, et entraîné nervosité, irritabilité, insomnie et dépression, nul doute que la disparition de ces inconvénients est vécue comme un changement positif ! À moins, bien sûr, qu'il ne soit remplacé par de fréquentes bouffées de chaleur, tout aussi désagréables !

L'arrêt des règles est-il réversible ?

Oui ! L'arrêt des règles est bien entendu réversible. Il est très facile de faire en sorte qu'une femme continue à avoir des « règles » (voir chap. 5) : l'utérus, stimulé par un traitement hormonal, peut saigner chaque mois comme à la fin d'un cycle naturel.

Mais cela ne signifie évidemment pas pour autant qu'une grossesse soit possible puisqu'il s'agit alors de règles artificielles, sans production d'ovule...

Un fibrome caché ?

La présence de règles qui se prolongent excessivement entraîne une fatigue et crée même souvent un état dépressif. Les règles interminables présentent un autre inconvénient : elles peuvent masquer des saignements dus à un fibrome utérin. N'hésitez donc pas à consulter si vous vous trouvez dans ce cas.

Pour mémoire, un fibrome est une tumeur bénigne qui se développe entre les fibres de l'utérus. Touchant environ 1 femme sur 4, il est la cause de saignements, de troubles urinaires ou d'une sensation de lourdeur.

? Quand devient-on vraiment infertile ?

La cessation d'activité des ovaires, outre le bouleversement hormonal, a une conséquence évidente : l'impossibilité de concevoir un enfant.

Il faut rappeler que cette impossibilité précède d'environ 10 ans l'arrêt des règles mais que, tout comme celui-ci, elle n'est pas brutale mais progressive. Si bien que, tant qu'il ne s'est pas écoulé 1 an sans règles, on ne peut avoir la certitude absolue qu'une femme ne puisse être enceinte. Néanmoins, après 50 ans, cela reste exceptionnel...

? Toutes les femmes ont-elles des bouffées de chaleur ?

1 femme sur 4 a la chance d'ignorer ce symptôme de la ménopause. Quant aux autres, c'est sans doute, avec la prise de poids, celui qu'elles ont le plus de difficulté à supporter.

Incommodantes mais non nocives, les bouffées de chaleur présentent au moins l'avantage de pousser à consulter un médecin !

? Comment se manifestent-elles ?

Les bouffées de chaleur se caractérisent par une sensation brutale de chaleur qui envahit le visage, le cou, le décolleté et le cuir chevelu. Elles peuvent s'accompagner de rougeurs, tandis qu'une sueur abondante perle au visage et mouille la chevelure.

Le phénomène est généralement très mal vécu : non seulement il est plutôt gênant d'apparaître tout à coup rouge et transpirante (bien que ce soit souvent moins visible de l'extérieur qu'on ne l'imagine !), mais la sensation d'être en nage n'est agréable ni le jour, ni la nuit...

Outre les bouffées de chaleur, préménopause et ménopause peuvent déclencher des sudations nocturnes. Elles touchent alors généralement tout le corps et durent beaucoup plus longtemps que les bouffées diurnes, trempant de sueur la chemise de nuit et même parfois les draps.

Elles ne sont pas nécessairement dues uniquement à la ménopause, et peuvent être la conséquence d'autres facteurs (hypoglycémie, consommation excessive de tabac...), mais il est certain qu'elles deviennent plus importantes durant cette période.

Les bouffées de chaleur sont extrêmement capricieuses et surviennent à n'importe quel moment de la journée.

D'une femme à l'autre, elles varient en durée (le plus généralement de 2 à 3 mn), ainsi qu'en intensité et en fréquence (de 10 fois par heure à 1 fois par an !).

Elles apparaissent le plus souvent dès la préménopause, et se manifestent alors plutôt dans les périodes sans règles. Elles peuvent ne durer que quelques mois, comme se prolonger sur plusieurs années.

Certaines femmes – rares heureusement – continuent à en souffrir au-delà de 70 ans. Il arrive aussi que les bouffées de chaleur disparaissent durant une très longue période, et réapparaissent au moment où la femme s'en croit définitivement débarrassée…

Imprévisibles, elles sont cependant favorisées par certains facteurs : émotions (positives ou négatives), efforts physiques intenses, lieux surchauffés, repas chauds et plats épicés, boissons chaudes, café et thé, alcool, tabac…

À quoi sont dues les bouffées de chaleur ?

Une des causes de ce phénomène est probablement le **manque d'œstrogènes** qui se produit à la ménopause, puisqu'il suffit d'administrer des œstrogènes pour supprimer les bouffées de chaleur. Mais cette carence n'est sans doute pas seule en cause. En effet, les jeunes filles qui souffrent d'aménorrhée (qui n'ont pas de règles), en raison d'un manque d'œstrogènes, n'ont pas nécessairement des bouffées de chaleur !

Ce qui est sûr, c'est qu'elles résultent d'une perturbation du **centre de thermorégulation**, et donc des troubles qui se manifestent durant cette période dans les échanges entre l'hypothalamus et le cerveau.

Un traitement hormonal s'avère généralement très efficace mais d'autres produits existent, qui donnent cependant des résultats plus ou moins satisfaisants (voir chap. 7).

Pourquoi la ménopause fait-elle grossir ?

Attention : la **transformation de la silhouette** qui se produit généralement vers la cinquantaine peut donner l'impression d'une prise de poids que la balance contredira.

La chute du taux d'hormones féminines entraîne en effet une nouvelle répartition des graisses, qui se concentrent sur l'abdomen et donnent « du ventre ».

Néanmoins, on constate que 52 % des femmes françaises prennent **entre 3 et 4 kg** durant les trois premières années de la ménopause, tandis que 44 % déclarent avoir pris 7 kg. Quant à celles qui maigrissent durant cette période (4 %), elles restent, hélas ! une exception.

Petits kilos avec l'âge

Une femme prend généralement une dizaine de kilos entre 20 et 50 ans. Les kilos de la ménopause ne sont donc pas un phénomène extraordinaire.

Peut-être certaines femmes ont-elles tendance à y attacher une importance excessive du fait qu'elles se focalisent alors particulièrement sur leurs modifications physiques ?

Il est certain, en tout cas, que les régimes entrepris à cet âge sont beaucoup moins efficaces que quelques années auparavant. Et c'est d'autant plus démoralisant que la prise de poids se produit avec ou sans traitement hormonal, et sans aucune modification de l'alimentation…

Pourquoi ce surpoids ?

L'explication est assez simple ! Les **œstrogènes** sont en partie responsables.

L'hypothalamus, qui gouverne les sensations de faim et de satiété, est perturbée à la ménopause, par l'activité des ovaires devenue chaotique ; rien ne va plus de ce côté-là !

De plus, la chute du taux d'œstrogènes favorise le développement de la lipoprotéine-lipase, une enzyme qui accumule la graisse dans la zone abdominale, exactement comme chez les hommes ayant passé la quarantaine…

Mais là ne s'arrêtent malheureusement pas les méfaits des œstrogènes… ou plutôt de leur absence.

Le manque d'œstrogènes est également responsable de la diminution de la masse maigre, c'est-à-dire des os et des muscles. Or, plus on a de muscles, plus on doit consommer d'énergie pour les « nourrir ». La conclusion est évidente : moins de muscles à entretenir, c'est moins de calories dépensées chaque jour ! Et comme l'on réduit souvent l'activité sportive durant cette période de la vie, cela n'arrange pas vraiment les choses...

À ces causes hormonales, viennent s'ajouter les **facteurs psychiques**. Tous les petits ennuis de la ménopause (bouffées de chaleur, fatigue, état plus ou moins dépressif, refus de se sentir vieillir) poussent beaucoup de femmes à trouver refuge dans le réfrigérateur, de préférence dans le compartiment sucré.

S'ajoutent encore à cela les **prédispositions personnelles** et génétiques, qui expliquent en partie que 4 % des femmes (seulement !) puissent continuer à se nourrir comme avant sans prendre 500 g...

Un traitement hormonal peut aider à maîtriser cette prise de poids, mais il n'est généralement pas suffisant.

Il ne saurait en tout cas autoriser l'économie d'une bonne hygiène de vie et du respect de certaines règles de base (voir chap. 9). Car une prise de poids excessive n'est pas sans conséquence, puisqu'elle augmente considérablement les risques cardiovasculaires (voir chap. 4 et 8).

? Pourquoi la peau change-t-elle d'aspect ?

Là encore, il ne faut pas jeter la pierre à la seule ménopause ! La plupart des hommes, eux aussi, ont une peau moins belle à 50 ans qu'à 20 ; les rides sont un des signes inévitables du vieillissement.

Il faut également tenir compte des facteurs héréditaires : certaines peaux sont plus fragiles que d'autres. De plus, une femme qui s'est exposée au soleil de façon excessive et qui a toujours été une grosse fumeuse verra sa peau s'abîmer plus rapidement que d'autres.

Mais aucune femme n'échappe vraiment à ces modifications de la peau. Dès le début de la ménopause, celle-ci devient plus fine et plus sèche, elle perd de son élasticité et de sa fermeté. En un mot, son hydratation se fait moins bien...

Les conséquences ne se font pas attendre : rides, affaissement des paupières, cernes ou poches sous les yeux, relâchement général des traits du visage.

Pas de panique pour autant ! Cette sombre énumération dresse le tableau le plus noir, mais vous n'aurez certainement pas tous ces « aspects » négatifs. Vous pourrez assurément vous regarder encore dans la glace !

Toutes ces « réjouissances » sont en grande partie dues à la chute du taux d'œstrogènes. Ces hormones, en effet, assuraient jusqu'à la ménopause une bonne qualité de collagène et d'élastine (deux protéines qui donnent à la peau souplesse et élasticité). Après la ménopause, la quantité de collagène de la peau diminue d'environ 2,1 % par an.

Et les androgènes (hormones mâles) sont également en partie fautifs : leur action n'étant plus contrecarrée par les hormones féminines, ils s'en donnent à cœur joie...

Alors, si vous envisagez de subir un lifting, suivez le conseil des chirurgiens esthétiques : n'attendez pas ! Plus tôt il sera pratiqué, mieux la peau réagira à l'opération.

Jamais sans votre pince à épiler !

Il arrive parfois que la pilosité augmente sur le visage et en particulier au-dessus de la lèvre supérieure... En revanche, lorsque la ménopause est bien établie, les poils peuvent diminuer au niveau des jambes, des aisselles et du pubis, tout en persistant au niveau du menton... Ne jetez donc pas votre pince à épiler !

Et les cheveux, comment lutter contre leur chute ?

Les cheveux ont aussi leur lot de petits désagréments !

Ils deviennent souvent plus mous, plus secs, plus ternes, et peuvent être soumis à une chute plus ou moins importante. Il est exceptionnel, heureusement, qu'une femme devienne chauve ! La chute reste généralement localisée au-dessus du front, mais des moyens existent pour la ralentir, voire la stopper (voir chap. 7).

Alors, si vous constatez une légère alopécie, n'hésitez pas à prendre le taureau par les cornes, avant qu'elle ne devienne trop importante…

Que se passe-t-il au niveau des voies génitales ?

Que les organes sexuels ne soient pas atteints par la chute du taux d'hormones féminines serait pour le moins surprenant… Tous, plus ou moins, sont touchés.

Mais, cette fois encore, toutes les femmes ne sont pas atteintes de la même façon, ni avec la même intensité !

– Les seins

Ils deviennent plus mous et ont tendance à s'affaisser. Ils peuvent aussi perdre de leur volume ou bien stocker plus de graisse comme le reste du corps. Certaines femmes seront donc ravies, d'autres un peu moins !

– La muqueuse vaginale

Elle devient moins épaisse et parfois extrêmement fine au bout de plusieurs années. Et comme elle s'assèche, la lubrification au moment des rapports sexuels devient plus lente et souvent moins importante.

La muqueuse perd aussi de son élasticité, les rapports sexuels deviennent donc plus douloureux… et pour compléter le tableau, il se peut que ceux-ci la fassent légèrement saigner.

À votre partenaire d'être doux comme un agneau !

Enfin, les sécrétions de la muqueuse diminuant, elles rendent la paroi plus sensible aux infections.

– L'orifice vaginal

Il a également tendance à se rétrécir – ce qui rend parfois la pénétration plus difficile, voire douloureuse. Les rapports sexuels seront d'autant plus douloureux s'ils sont peu fréquents. On risque alors d'entrer dans un cercle vicieux : la douleur atténue le désir, donc diminue la lubrification – ce qui augmente la sécheresse vaginale et rend les rapports encore plus difficiles.

Ne vous effondrez pas ! Filez au chapitre 7 (p. 83)… il va vous remonter le moral !

– Les petites et grandes lèvres

Autres modifications plus ou moins importantes : le relief des grandes et des petites lèvres s'estompe tandis qu'elles prennent une couleur rose plus pâle qu'auparavant.

– Le clitoris

Il devient plus sensible – ce qui peut rendre pénibles des attouchements jusqu'alors agréables… Là aussi, à votre partenaire de (bien) jouer !

Cette atrophie des voies génitales peut tout aussi bien être rapide et brutale, que très lente et limitée. Il n'y a pas de règle générale. Certaines femmes ont des sensations de sécheresse vaginale bien avant la ménopause, et d'autres n'en ont toujours pas à 65 ans !

Une femme qui a une vie sexuelle régulière et épanouissante a de grandes chances de la voir se poursuivre de façon tout aussi satisfaisante.

Comme on le dit parfois familièrement, « la fonction crée l'organe » !

Le fait que le plaisir soit souvent plus difficile à atteindre après la ménopause n'est en tout cas pas dû uniquement à la chute des hormones.

De nombreux facteurs psychologiques peuvent intervenir (voir chap. 3), ainsi que les modifications qui se produisent sans doute alors dans les connexions cérébrales.

La descente d'organes

Un dernier problème peut affecter les organes génitaux : la descente d'organes ou prolapsus génital.
Il est fréquent, à la ménopause, que les parois vaginales et utérines « descendent » vers le bas. Le phénomène n'est pas douloureux, voilà pourquoi certaines femmes ne s'en aperçoivent que lorsque l'utérus est descendu très bas. Elles sentent alors une sorte de boule lors de la toilette.
Le prolapsus est plus fréquent chez les femmes qui ont eu des accouchements difficiles et/ou qui souffrent de constipation chronique.
Il se peut, là encore, que le facteur hormonal joue un rôle, comme si les ligaments qui maintiennent l'utérus souffraient eux aussi de la chute du taux d'hormones.
Heureusement, une simple opération suffit à « redresser » la situation. Pour les femmes plus âgées, pour lesquelles une anesthésie générale présenterait un danger, le médecin peut simplement poser un anneau dans le vagin.

? Les infections urinaires sont-elles plus fréquentes ?

Elles résultent de la même cause que la sécheresse vaginale : les muqueuses, plus sèches, sont plus accessibles aux infections.

Les infections urinaires apparaissent souvent tardivement, après quelques années de ménopause. Nous les avons cependant placées au même rang que les effets immédiats car un très grand nombre de femmes en souffrent à tout âge.

Leur cause est purement anatomique : l'urètre (le canal qui relie la vessie à l'extérieur du corps) est court ; les germes venant des intestins peuvent donc très facilement remonter dans la vessie et l'infecter.

Or, à la ménopause, les muqueuses urinaires sont privées d'hormones ; elles se défendent donc moins bien contre les infections.

? Pourquoi certaines femmes ont-elles des fuites urinaires ?

Les fuites urinaires (c'est-à-dire la perte incontrôlée et involontaire des urines) ne sont pas propres à la ménopause, puisque 1 femme sur 2 en souffre à moins de 50 ans ! C'est pourquoi nous les évoquons ici, bien qu'elles se produisent généralement une fois la ménopause bien installée.

À quoi est due cette incontinence urinaire ? Elle provient d'une perte de tonicité du périnée.

Le périnée est le plancher musculaire qui soutient les organes génitaux externes de la femme (vulve, orifice vaginal, anus). Affaibli, il n'a plus assez de « ressort » pour permettre aux sphincters de jouer leur rôle de « robinet ».

Lorsque la pression est forte, en particulier au cours d'un effort, ils « lâchent » et laissent passer un jet d'urine.

Voilà pourquoi certaines femmes hésitent à rire (ou croisent fort leurs jambes!), retiennent leurs éternuements et redoutent les quintes de toux.

Peut-être avez-vous eu, un jour, une incontinence provisoire, dite « transitoire » ? Celle-ci était sûrement causée par une infection urinaire. Elle aura donc disparu, l'infection enrayée...

L'incontinence urinaire est un problème extrêmement fréquent et qui peut frapper à tout âge. Il n'est pas préjudiciable à la santé, mais peut empoisonner la vie.

N'hésitez surtout pas à en parler à votre médecin, qui saura vous conseiller le meilleur traitement (voir chap. 7).

Vous pouvez aussi, quand vous y pensez, « contracter » votre périnée!

Pour cela, asseyez-vous, serrez bien les fesses et vos sphincters: là, votre périnée travaille...

Quand les hormones chutent, la voix descend

On a vu que les œstrogènes agissaient sur les muqueuses. Or, le larynx est tapissé d'une muqueuse. Lorsque celle-ci s'affine et s'assèche, la voix se fatigue plus vite. Dans le même temps, les hormones mâles ont le champ libre pour s'en donner à cœur joie – ce qui a tendance à rendre la voix plus grave. Le phénomène est évidemment plus sensible chez les chanteuses professionnelles. Certaines d'entre elles remarquent qu'elles ont plus de mal à monter dans les aigus et que leur voix perd un peu de puissance. Cependant, une étude a montré que 83 % des chanteuses ne percevaient aucun changement après la ménopause. Notamment, les femmes qui ont quelques kilos en trop garderaient leur organe vocal en parfait état de marche... Mais ce n'est pas une raison suffisante pour ne pas surveiller son poids!

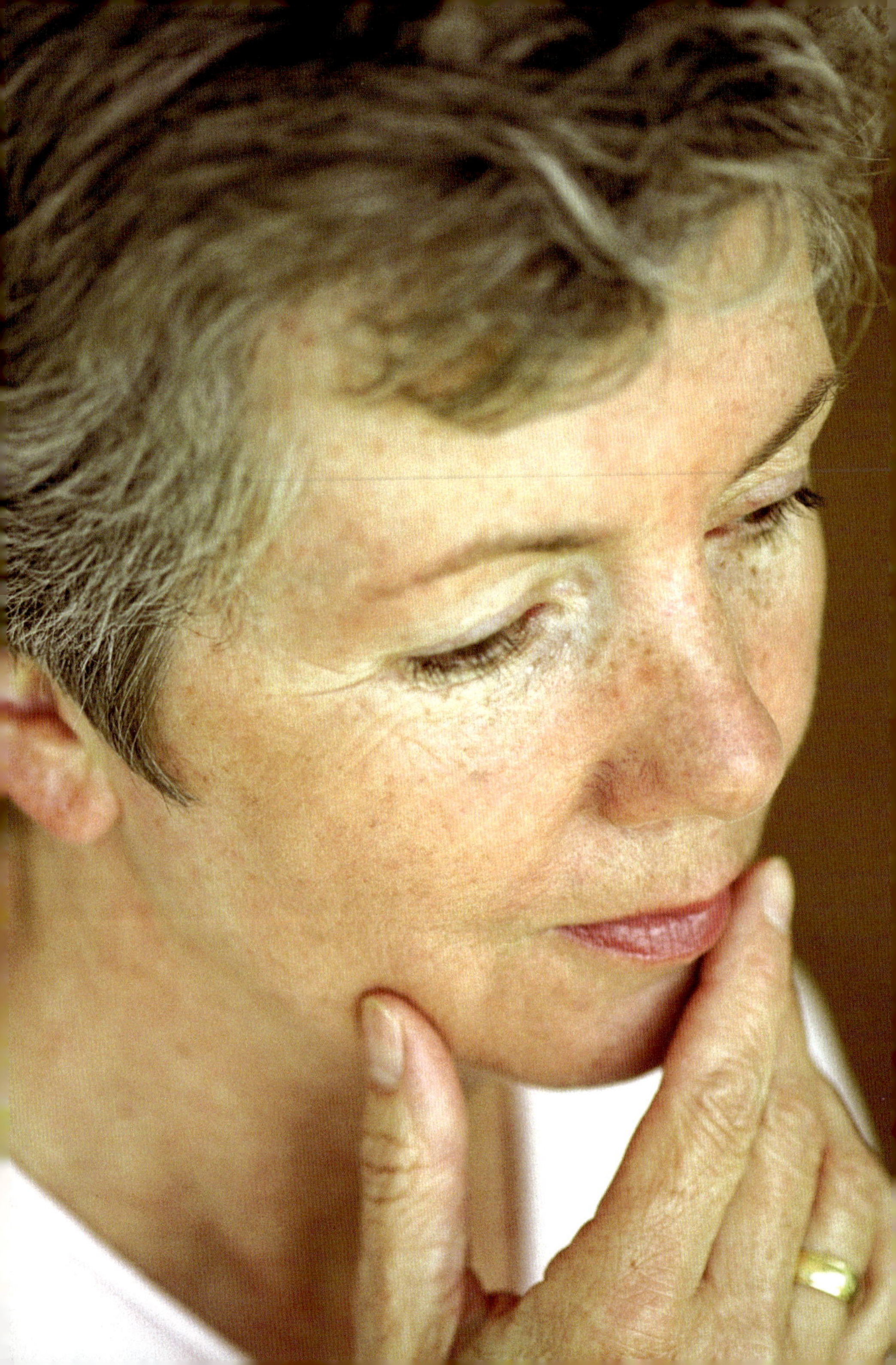

CHAPITRE 3

Les conséquences nerveuses et psychiques de la ménopause

LA MÉNOPAUSE ET LES TROUBLES DE LA CINQUANTAINE

La vie émotionnelle étant étroitement liée au contexte hormonal, les bouleversements de la ménopause ne peuvent que perturber le psychisme. Mais il se trouve qu'elle survient à un âge de la vie où de nombreuses femmes voient leur environnement se modifier et doivent affronter des prises de conscience parfois douloureuses. Difficile, alors, d'affirmer que la ménopause est seule responsable des troubles de la cinquantaine.

? Pourquoi l'équilibre psychique est-il perturbé ?

L'hypothalamus, qui régit l'ensemble du système endocrinien, contrôle à la fois les fonctions hormonales, les principales fonctions de l'organisme et les émotions. Pas étonnant alors que les fonctions hormonales et les émotions soient étroitement liées et exercent une influence réciproque.

Ainsi, le cycle menstruel peut être perturbé, voire stoppé pour longtemps, par un choc psychologique. Ne cherchez donc pas plus loin si vos états d'âme subissent des fluctuations au fil du déroulement de votre cycle !

Pour les mêmes raisons, la rupture de l'équilibre hormonal qui se produit lors de la ménopause a des répercussions sur l'ensemble de l'équilibre psychique.

Comme on l'a vu précédemment, une quantité insuffisante d'œstrogènes est à l'origine de troubles nerveux, et la progestérone, outre qu'elle a une action sédative et apaisante, diminue la sensation de faim et de soif. Comment la carence de ces deux hormones ne mettrait-elle pas en danger l'équilibre général ?

Chez les femmes souffrant (ou ayant souffert épisodiquement) de fragilités psychiques avant la ménopause, cette période perturbée ne pourra malheureusement que les accentuer, voire les installer définitivement.

Quant aux femmes qui étaient auparavant sereines, elles peuvent, parfois, voir leur équilibre psychique vaciller quelque peu…

? Ménopause ou crise de la cinquantaine ?

Faut-il pour autant imputer ces nouvelles difficultés à la seule ménopause ? Celle-ci survient aux alentours de la cinquantaine, à un âge où l'environnement affectif subit des modifications importantes.

C'est souvent celui où les femmes voient leurs enfants quitter le nid familial, où leurs parents, âgés, vieillissent, sont malades ou décèdent, et en tout cas les font passer «en première ligne» des générations.

Par ailleurs, des séparations se produisent parfois au sein du couple, sans oublier «l'impitoyable» environnement professionnel qui apporte, hélas! bien souvent, des mises à la retraite anticipée ou d'humiliantes «mises au placard»...

De plus, l'arrivée de la ménopause oblige les femmes à prendre conscience d'une réalité souvent difficile à accepter, même par celles qui ont eu des enfants: la certitude d'être désormais dans l'incapacité de procréer. Certaines ne sont pas loin de penser que ce nouvel état sonne le glas de leur féminité... ce qui, bien sûr, ne relève que d'une pure angoisse et non de la réalité!

Pour ne rien arranger, s'ensuit tout un cortège de problèmes physiques et/ou esthétiques (prise de poids, fatigabilité, dessèchement de la peau, chute des cheveux) qui rappellent chaque jour à la femme que son organisme vieillit.

Devant tant de renoncements, comment ne verrait-elle pas son équilibre vaciller ?

On serait presque tentés de conclure que c'est le fait de voir arriver la ménopause qui perturbe la femme, davantage que ses effets directs !

? La façon d'appréhender les choses joue-t-elle un rôle ?

La façon dont une femme vit sa ménopause dépend, en effet, largement d'un certain nombre de facteurs non organiques.

Intervient de façon notable son état physique et psychique avant la cinquantaine: sa personnalité, ses antécédents familiaux, le contexte familial et professionnel, le regard qu'elle porte sur la ménopause et la façon dont son entourage la perçoit. Il est certain qu'une femme active, passionnée par sa profession et entourée d'affection, la vivra mieux qu'une femme oisive et isolée.

Il n'en reste pas moins flagrant que la prise d'œstrogènes suffit souvent à rétablir un équilibre psychique momentanément fragilisé – ce qui démontre bien que la carence hormonale en était la (ou une des) cause(s).

En réalité, les deux éléments (carence hormonale et facteurs psychologiques) interviennent sans doute dans des proportions diverses pour chaque femme.

Alors, un seul mot d'ordre: vivez, bougez, écoutez bien sûr votre corps, mais écoutez aussi vos envies!

La ménopause est une étape de mûrissement dans votre vie... une de plus! qui ne doit vous empêcher en rien d'avancer, bon pied, bon œil!

LES BOULEVERSEMENTS DUS À LA MÉNOPAUSE

Angoisse, dépression, fatigue, trous de mémoire, troubles de l'humeur, insomnies, maux de tête et migraine, baisse de la libido : la liste des troubles occasionnés par la ménopause est longue... mais elle n'est pas la seule responsable, une partie de ces troubles est liée au vieillissement. Rassurez-vous : il est rare de cumuler tous ces troubles !

? Pourquoi est-on plus angoissée ?

L'angoisse est un état de mal-être qui peut aller de la vague sensation de malaise psychique à la véritable crise de panique. Elle s'accompagne, selon les personnes, de tout un cortège plus ou moins concomitant de symptômes qui vont des palpitations aux tremblements en passant par les vertiges et les suées.

À la différence de l'anxiété, l'angoisse naît généralement sans motif précis et est donc rebelle à tout raisonnement. Lorsqu'elle survient, elle est envahissante et toute-puissante.

À la ménopause, elle peut s'accentuer et devenir plus fréquente chez les femmes qui souffraient auparavant d'un syndrome prémenstruel et se sentaient angoissées dans les jours précédant leurs règles. Mais elle peut également apparaître chez d'autres qui n'en avaient jamais été victimes jusqu'alors.

? Pourquoi a-t-on parfois l'impression de déprimer ?

Tout comme l'angoisse, la dépression est loin de ne toucher que les femmes arrivées à l'âge de la ménopause.

On estime que 5 millions de Français en souffrent, dont 2/3 de femmes. De la simple mélancolie au violent désir de mourir, elle présente toute une gamme d'états psychiques qui rendent la vie difficile, voire insupportable, pour la personne qui en est atteinte comme pour son entourage.

Les femmes qui y ont toujours été sujettes, soit en permanence, soit à certains moments de leur vie, la voient souvent s'intensifier et s'installer de façon plus ou moins permanente au moment de la ménopause.

La dépression n'est pas un simple « état d'âme », mais une maladie qui peut devenir très grave puisqu'elle peut conduire au suicide.

Aussi ne faut-il pas prendre ces symptômes à la légère : troubles importants du sommeil, fatigue dès le réveil même après une longue nuit de repos, perte du goût de vivre, manque d'enthousiasme, ralentissement intellectuel et difficultés de concentration, sans oublier une difficulté à prendre des décisions et à assumer le quotidien…

Quand « tout devient une montagne » et que l'on se sent « au bout du rouleau », il ne faut, bien sûr, pas attendre pour consulter…

Pourquoi est-on fatiguée, de manière inexplicable ?

Tout bouleversement hormonal entraîne une fatigue plus ou moins intense.

Les adolescents en souffrent à la puberté, la femme qui débute une grossesse éprouve un besoin invincible de se reposer et a généralement besoin d'un plus grand nombre d'heures de sommeil qu'auparavant.

Il en est de même lorsque arrive la ménopause. Plus de 1 femme sur 2 voit alors son énergie réduite, quels que soient son état psychique et sa volonté de « faire comme si de rien n'était ».

Petite consolation : cette fatigue se prolonge jusqu'à ce que la ménopause soit bien installée !

La fatigue touche aussi bien les muscles que le tonus général.

Les femmes qui pratiquent un sport voient leurs performances diminuer, celles qui étaient jusqu'alors hyperactives ont du mal à faire face à toutes les tâches qu'elles effectuaient jusqu'ici sans difficultés, et, après un effort ou un excès de fatigue, la récupération est plus lente.

C'est comme si un ressort s'était distendu ou cassé, mais rassurez-vous ! Ce « coup de pompe » est passager : une petite pause et vous reprendrez vos belles forces...

Le manque d'œstrogènes est souvent responsable de cet état ; il suffit donc parfois d'en prescrire pour que l'énergie revienne !

Mais d'autres facteurs peuvent intervenir, notamment des facteurs psychiques.

Cette fatigue s'accompagne en effet le plus souvent d'une lassitude psychique et d'un certain nombre de symptômes (notamment des trous de mémoire) qui vont parfois jusqu'à faire craindre un début de maladie d'Alzheimer.

La maladie d'Alzheimer

Jadis appelée « démence sénile », cette maladie commence en effet par une diminution progressive de la mémoire – ce qui est logique quand on sait qu'elle résulte de la destruction progressive des neurones cérébraux. Mais les pertes de mémoire de la ménopause n'en sont pas pour autant toujours des signes précurseurs, loin de là ! Sachez que plus les connexions cérébrales sont nombreuses, plus longtemps une éventuelle maladie d'Alzheimer mettra à les détruire. Alors, un conseil : exercez toujours votre mémoire ! Ce petit « jeu » vous assurera, au fil des ans, une belle vitalité !

Les trous de mémoire sont-ils dus à la ménopause ?

Ils ne sont pas spécifiques à la ménopause. L'être humain dispose à la naissance d'un certain capital de neurones (les cellules du cerveau) qui, tout comme les ovules, ne se renouvellent pas.

Non seulement de nouveaux neurones n'apparaissent pas, mais on en perd régulièrement dès l'arrivée à l'âge adulte.

La mémoire ne dépend d'ailleurs pas uniquement du nombre de neurones, mais des connexions qui les relient.

Leur nombre est impressionnant : 600 millions de connexions pour 1 cm^3 de cerveau... Plus les connexions sont nombreuses, meilleures sont la mémoire et les capacités d'adaptation. Or, si le nombre de neurones ne peut pas augmenter, chacun peut accroître le nombre de connexions en entraînant sa mémoire.

C'est pourquoi, bien souvent, acteurs et musiciens gardent une excellente capacité de mémorisation jusqu'à un âge avancé. Voilà qui est réconfortant !

Du nerf, les neurones !

Là encore, les hormones jouent un rôle important. Progestérone et œstrogènes, en améliorant la circulation cérébrale et la qualité des gaines entourant les nerfs, permettent aux neurones d'être mieux nourris et en meilleure « santé ». En conséquence, ils améliorent la mémoire... La conclusion s'impose : la préménopause et la ménopause, avec la carence hormonale qu'elles entraînent, occasionnent les fréquents trous de mémoire qui font bien souvent penser à un début de maladie grave, comme la maladie d'Alzheimer...

? Et les troubles de l'humeur ?

Ils ne sont pas l'apanage de la ménopause, pas plus que l'angoisse, la dépression et la fatigue ! Tout comme elles, pourtant, ils sont en partie liés à l'équilibre hormonal. D'où les moments de mélancolie, d'irritabilité ou d'exaltation qui se succèdent parfois au cours du cycle menstruel.

Sous ce terme vague de « troubles de l'humeur », on peut rassembler tout ce que les autres disent de quelqu'un : irritable, susceptible, lunatique ou imprévisible. Bref, qu'il a « des hauts et des bas »...

La personne qui les éprouve est bien sûr la première à en souffrir, car tous ces troubles « empêcheurs de tourner en rond » sont malheureusement difficiles, voire impossibles à maîtriser...

Le meilleur moyen de savoir s'ils sont liés directement à la ménopause ou s'ils résultent de facteurs extérieurs est d'administrer un traitement hormonal. Deux mois suffisent pour apporter la réponse !

Si le tonus augmente, si l'humeur s'améliore et si les angoisses disparaissent, alors tous ces problèmes étaient bien d'origine hormonale. Dans ce cas, il est fort probable qu'ils disparaîtront une fois la ménopause traitée. Sinon, c'est peut-être, encore et toujours, la marque d'un certain caractère...

? Pourquoi le sommeil est-il autant perturbé ?

Il est bien rare qu'au seuil de la ménopause, le sommeil ne perde pas en qualité et en durée. Cette fonction, déjà souvent fragile, est mise à mal par le bouleversement hormonal, mais aussi par les symptômes déclenchés par ce dernier : angoisse et dépression, sueurs nocturnes et maux de tête ne favorisent évidemment pas un bon sommeil !

Les perturbations ne sont pas les mêmes pour toutes les femmes. Certaines éprouvent des difficultés d'endormissement (souvent liées à l'angoisse), d'autres sont réveillées au milieu de la nuit par des bouffées de chaleur ou une sudation qui les oblige parfois à changer de chemise de nuit ou même de draps. D'autres encore se réveillent au petit matin avec des fourmillements aux extrémités ou des douleurs articulaires. L'insomnie de 4 h du matin est fréquente, et bien souvent elle tient éveillée jusqu'à l'heure du lever...

Passé 45 ans, près de 1/3 des femmes voient leur sommeil perturbé. Comme pour tous les autres problèmes évoqués précédemment, la prise d'un traitement hormonal peut servir de test pour déterminer si les insomnies proviennent uniquement de la ménopause. Si le manque d'œstrogènes est seul en cause, la qualité du sommeil s'améliorera très rapidement. Dans le cas contraire, une hygiène de vie pourra améliorer cet état de fait (voir chap. 9).

Maux de tête et migraines : une question d'hormones ?

Maux de tête et migraines touchent 1/3 de la population, et 2/3 des personnes qui souffrent de migraines sont des femmes. Ce pourcentage donne à penser que ce mal douloureux n'est peut-être pas sans lien avec l'équilibre hormonal. On notera d'ailleurs que la migraine commence fréquemment à la puberté, qu'elle est généralement plus intense au moment des règles, et que les femmes enceintes la voient bien souvent disparaître, pour la voir réapparaître assez rapidement après l'accouchement. Enfin, certaines femmes (chanceuses) qui ont souffert de migraines durant plus de trente ans en sont débarrassées lorsque survient la ménopause. En revanche, d'autres, qui n'avaient jamais connu cette désagréable sensation, la découvrent à la préménopause et doivent supporter son harcèlement durant parfois plusieurs années.

Qu'en est-il de la vie sexuelle ?

Environ 3 femmes sur 4 remarquent une baisse de leur désir dès le début de la ménopause. Même celles qui avaient une activité sexuelle régulière et épanouie admettent que les rapports sexuels ne leur apportent plus le même plaisir et qu'en conséquence, elles ont tendance à s'en désintéresser.

On a vu que les œstrogènes avaient un effet stimulant sur la libido. Il n'est donc pas étonnant que leur chute plus ou moins brutale affecte cette dernière. De leur côté, les androgènes (hormones mâles) jouent également un rôle dans l'apparition du désir. Or, même si la ménopause ne les fait pas totalement disparaître, leur taux subit une chute importante. D'où le désintérêt soudain de certaines femmes pour les rapports sexuels. Désintérêt qui peut se transformer en une quasi-aversion lorsque des difficultés purement organiques viennent s'ajouter au coup de frein donné par les hormones. Sécheresse vaginale et atrophie des voies génitales ne peuvent qu'inciter les femmes à éviter les rapports...

Cependant, là encore, cette évolution n'est peut-être pas uniquement liée à la chute des taux d'hormones. La ménopause, qui se situe en principe à la cinquantaine, arrive à un moment de l'existence où bien d'autres facteurs peuvent venir perturber l'existence des femmes. Les multiples causes possibles de l'état dépressif, évoqué plus haut, jouent bien évidemment un rôle sur le désir sexuel. La mélancolie n'a jamais eu un effet particulièrement excitant sur la libido !

De plus, l'arrêt des règles amène certaines femmes à douter de leur féminité. Et une transformation physique mal acceptée (prise de poids, vieillissement de la peau, affaissement des seins...) les pousse à douter de leur pouvoir de séduction – ce qui peut les conduire à redouter les rapports sexuels.

Par ailleurs, le partenaire de la femme qui arrive à la ménopause atteint généralement lui aussi un âge où le désir peut être soumis à des éclipses, et l'énergie sexuelle à quelques défaillances...

Cependant, malgré l'apparition fréquente de certaines difficultés, malgré une possible mise en veilleuse de la vie sexuelle, la ménopause ne signifie pas, loin de là, la fin de la sexualité, mais plutôt une évolution, un réajustement des rapports amoureux !

Ce phénomène n'est pas valable pour toutes ; certaines femmes affirment n'avoir pas observé de changement notable dans leur sexualité.

La qualité des rapports sexuels est étroitement liée à la qualité de l'échange au sein du couple, et il est certain qu'une femme qui vient de tomber amoureuse (ou de se marier) a peu de risques de rencontrer ce type de problème !

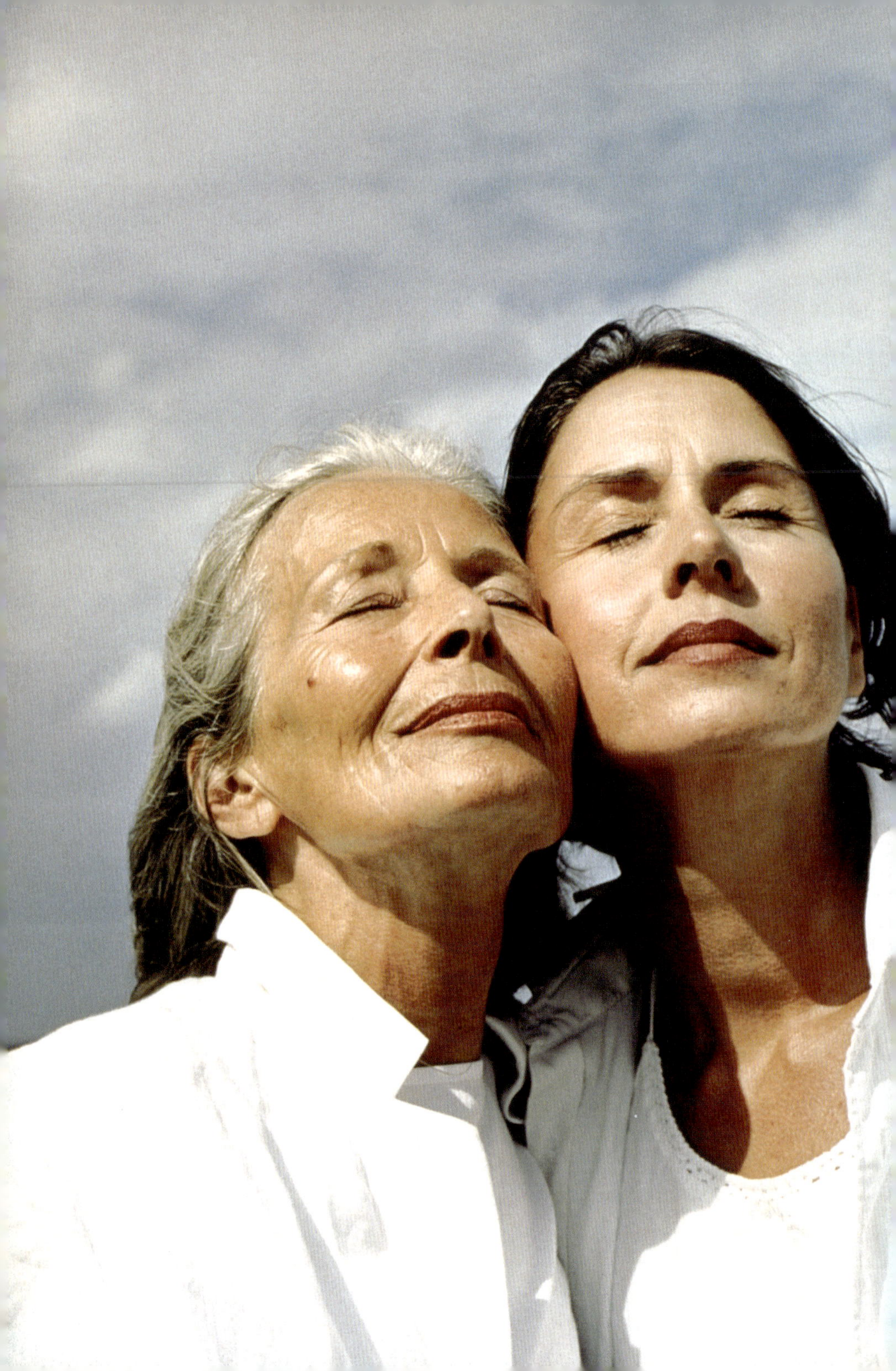

CHAPITRE 4

Les effets à long terme de la ménopause

L'OSTÉOPOROSE

Bouffées de chaleur, problèmes de peau et de muqueuses, angoisses et insomnies ne sont jamais très agréables, mais la ménopause a aussi des effets silencieux qui travaillent dans l'ombre et dont les méfaits n'apparaissent qu'à long terme, comme l'ostéoporose.

? Qu'est-ce que l'ostéoporose ?

L'ostéoporose est aux os ce que serait au bois une armée de termites.

Petit à petit, et sans que l'on s'en aperçoive, les os perdent leur calcium. Ils deviennent de moins en moins denses et donc de moins en moins résistants au point d'être pour ainsi dire poreux. Il suffit alors d'une simple chute sans gravité ou même d'un léger choc pour qu'ils se brisent comme un vase de cristal.

Or, une fracture survenant à un âge assez avancé peut avoir des conséquences très graves.

Celle du col du fémur (l'os qui relie le haut de la cuisse à la hanche), en particulier, est catastrophique chez les personnes âgées, puisque 1 personne sur 4 décède dans l'année qui suit…

? Pourquoi les os deviennent-ils poreux ?

L'os contient des cellules qui agissent de deux façons différentes et antagonistes :

– les **ostéoblastes** forment de l'os ;

– tandis que les **ostéoclastes** le détruisent.

Jusque vers 20-25 ans, les ostéoblastes sont plus actifs que les ostéoclastes. Le capital osseux augmente donc régulièrement pour atteindre ce qu'on appelle « le pic de masse osseuse ».

À partir d'environ 30 ans, la balance s'inverse et les ostéoclastes prennent le dessus. Hommes et femmes perdent petit à petit une partie de leur capital osseux – avec une certaine injustice puisque la perte est plus rapide chez les femmes !

Au-delà de 50 ans, chez les femmes, la perte osseuse s'accélère encore et se poursuit pendant environ 10 ans.

Comme beaucoup d'autres problèmes liés à la ménopause, cette accélération résulte de la carence en œstrogènes. Une fois passé ces 10 années, la perte redevient plus lente et les femmes rejoignent alors (enfin !) les hommes…

L'ostéoporose s'attaque généralement en premier lieu aux os courts (comme les vertèbres). Les vertèbres, en perdant de leur solidité, peuvent se tasser, se déformer ou même se fracturer. Les poignets peuvent se casser après un faible choc, ou le col du fémur se fracturer, avec ses terribles conséquences.

Des conséquences liées d'abord au risque immédiat de la fracture et notamment le risque lié à l'anesthésie, au choc opératoire et à l'hospitalisation (alitement, changement de cadre…).

Il faut ensuite ajouter à cela les conséquences liées à la moindre mobilité qui s'ensuit. Souvent cette fracture signe, chez la personne âgée, l'entrée de la dépendance. Elle ne peut plus vivre chez elle, être autonome. S'ensuivent parfois un désintérêt ainsi qu'une dépression. D'où une mortalité immédiate, ou dans la première année, loin d'être négligeable.

Mais il y en a pour tout le monde, puisque après les os courts vient le tour des os longs !

Pas d'égalité

L'ostéoporose touche environ 1 femme sur 3, mais se manifeste de façons très diverses. La perte de densité peut être rapide ou brève, progresser régulièrement ou observer des paliers. La densité des os peut se dégrader assez rapidement durant les deux premières années puis se stabiliser, ou être plus régulière mais se prolonger sur une dizaine d'années. Et, bien sûr, les dommages seront plus ou moins importants selon l'état des os au départ.

? Quelles sont les femmes les plus touchées ?

Plus le capital de départ (le pic de masse osseuse) est important, plus les ostéoclastes mettront de temps à détruire suffisamment de masse osseuse pour rendre les os vraiment fragiles. Ce capital dépend de plusieurs facteurs.

– L'hérédité

Comme toujours, elle joue un rôle. Une femme dont la mère a souffert d'ostéoporose a plus de risques de voir la qualité de ses os se détériorer à la ménopause. On a remarqué aussi que les femmes noires, dont les os sont particulièrement denses, sont très peu sujettes à l'ostéoporose.

– La qualité de l'alimentation durant l'enfance et l'adolescence

L'alimentation est également très importante. Une nourriture carencée en calcium et/ou en vitamine D ne construira jamais un squelette solide. Mais attention à ne pas vouloir trop bien faire !

L'abus de viande peut être un ennemi pour les os, car l'élimination des protéines par les urines entraîne une fuite importante de calcium. Et, de fait, la densité osseuse des végétariens est plus importante que celle des gros consommateurs de viande.

– Des périodes d'aménorrhée (arrêt des règles)

Une femme qui a connu de fréquentes et longues périodes d'aménorrhée risque d'avoir une masse osseuse insuffisante, car le manque d'œstrogènes que l'aménorrhée entraîne favorise la perte osseuse. Pour les mêmes raisons, une ménopause précoce risque d'endommager davantage la masse osseuse qu'une ménopause tardive.

– L'hygiène de vie

Enfin, l'hygiène de vie n'est pas sans importance. Comme toujours, les premiers ennemis sont le tabac, l'alcool, le café et une vie trop sédentaire.

Mais attention ! une pratique trop intensive du sport durant la jeunesse peut arrêter les règles, et donc entraîner une carence en œstrogènes avec toutes ses conséquences.

Conclusion : évitez les excès, quels qu'ils soient, mais ne maigrissez pas trop non plus, car les femmes maigres sont plus touchées par l'ostéoporose que les femmes enveloppées, dont le tissu graisseux libère des œstrogènes…

– La cortisone, les diurétiques et la glande thyroïde

– Ajoutons enfin à cette liste les traitements prolongés à la **cortisone**, le recours fréquent à des **diurétiques** (qui favorisent l'élimination du calcium), et les problèmes de glande **thyroïde** (suractivité ou insuffisance thyroïdienne).

Quels sont les signes qui ne trompent pas ?

Si vous avez mal au dos ou si vos lombaires se rappellent un peu trop souvent à votre bon souvenir, il se peut que vous souffriez d'ostéoporose.

Mais ces symptômes ne sont pas réellement significatifs, puisque le stress, l'angoisse, l'arthrose ou une dégénerescence des articulations peuvent aussi bien en être les causes.

Si vous avez l'impression de rapetisser, ne vous affolez pas tout de suite : peut-être suffira-t-il de penser à vous tenir droite pour récupérer les 2 cm perdus ! Mais si la toise affiche une baisse de 3 à 12 cm, il est fort probable en effet que l'ostéoporose ait commencé à s'attaquer à vos vertèbres en les tassant...

L'ennui, avec l'ostéoporose, c'est qu'elle travaille dans l'ombre... Et on ne la découvre bien souvent que lorsque se produit une fracture, alors qu'il est déjà trop tard pour enrayer le mal. C'est pourquoi un diagnostic précoce est essentiel.

Comment diagnostiquer l'ostéoporose ?

L'ostéodensitométrie est un examen qui permet de chiffrer la densité minérale osseuse.

Pour effectuer la mesure, le praticien a le choix entre deux instruments :

– les **densitomètres**, qui analysent le passage de rayons X à travers l'os. Ils sont sans danger pour l'organisme car l'irradiation est minime ;

– les **appareils à ultrasons**, eux, ne sont pas irradiants mais ils sont moins précis que les densitomètres.

Quelle que soit la méthode employée, l'examen est tout à fait indolore... sauf pour le compte en banque ! car en France, il n'est pas remboursé par la Sécurité sociale...

Une masse osseuse basse indique simplement une **ostéopénie**, c'est-à-dire une diminution de la densité des os liée au vieillissement dans des proportions considérées comme acceptables. Cette ostéopénie ne devient pathologique qu'en dessous du seuil d'environ 30 % de perte par rapport à la masse osseuse moyenne d'un adulte jeune.

On peut alors parler d'ostéoporose. Et à ce stade, il devient nécessaire de prescrire un traitement...

Il est important d'effectuer cet examen dès le début de la ménopause, puis de le répéter 3 ou 4 ans plus tard pour mesurer le différentiel et adapter le traitement.

Il existe un autre procédé qui ne manque pas d'intérêt. Des marqueurs de l'ostéoporose ont en effet été définis, qui permettent d'évaluer les pertes osseuses sur une durée de seulement 3 mois (alors que la comparaison par densitométrie ne devient vraiment significative qu'au bout de 3 ans).

Non seulement ces marqueurs permettent une comparaison à plus court terme, mais ils peuvent se mesurer à partir de simples dosages urinaires et sanguins.

Seul inconvénient de cette méthode : elle est toute récente et manque encore de précision. Un défaut de jeunesse qui devrait disparaître dans un avenir proche !

LES MALADIES CARDIOVASCULAIRES

Les maladies cardiovasculaires tirent rarement la sonnette d'alarme, elles s'installent tranquillement et silencieusement. Or, leurs conséquences vont bien au-delà d'une simple atteinte à la qualité de la vie, puisqu'elles peuvent être mortelles. En France, elles sont la première cause de mortalité et représentent plus de 1/3 des décès.

Qu'est-ce que l'athérosclérose ?

Le système cardiovasculaire est constitué par le cœur et les vaisseaux, le cœur fonctionnant comme une pompe et les vaisseaux comme des tuyaux.

Les vaisseaux qui partent du cœur (les artères) acheminent le sang oxygéné vers les organes, et ceux qui y reviennent (les veines) ramènent un sang chargé de déchets que les poumons vont devoir purifier. Donc, plus les vaisseaux sont souples, moins le cœur a de difficultés à pomper et à renvoyer le sang!

Lorsque des dépôts de graisse (ou plaques d'athérome) se forment sur les parois des artères, celles-ci durcissent et le sang a moins de place pour y circuler: c'est l'athérosclérose. Le cœur a alors du mal à jouer son rôle de pompe, la pression artérielle augmente, et les risques d'insuffisance cardiaque, d'infarctus ou d'accident vasculaire cérébral sont accrus. Pour peu qu'un caillot se forme, le sang ne peut plus passer et la zone qui devrait être irriguée par cette artère ne reçoit plus d'oxygène et souffre alors de nécrose.

Lorsque ce sont les artères coronaires (artères qui irriguent le cœur) qui sont endommagées, le cœur se fatigue et l'on souffre à ce moment-là d'**angine de poitrine**.

Si elles se bouchent totalement, c'est l'**infarctus**.

Lorsque ce sont les artères carotides (celles qui irriguent le cerveau) qui se bouchent, la partie du cerveau correspondant ne fonctionne plus. On parle d'accident vasculaire cérébral. Cela peut entraîner la paralysie d'une moitié du corps (**hémiplégie**) avec perte éventuelle de la parole (**aphasie**).

D'autres artères peuvent être touchées, entraînant des conséquences faciles à imaginer: les artères irriguant les yeux (perte de la vision de l'œil dont l'artère est atteinte), les artères des oreilles (perte de l'ouïe), d'un membre (artérite, très douloureuse), etc.

Dans le monde occidental, l'athérosclérose est la maladie la plus fréquente et la **première cause de mortalité féminine**.

Les femmes ont certes la chance de bénéficier d'un sursis par rapport aux hommes, puisque l'on note un décalage de 10 à 15 ans entre les deux sexes. Jusqu'à 75 ans, les hommes sont en effet plus nombreux à mourir de maladies coronariennes, et ce n'est qu'ensuite que les femmes les rattrapent.

Une autre différence existe aussi entre les deux sexes : l'angine de poitrine est plus fréquente chez la femme, alors que l'homme est plutôt sujet à l'infarctus. Malheureusement, les deux sont tout aussi graves…

? Pourquoi les femmes sont-elles touchées plus tard ?

Vous l'avez sans doute déjà deviné : nous allons encore devoir nous tourner une fois de plus vers les œstrogènes. Ces hormones ont en effet de nombreuses vertus : elles renforcent les systèmes de protection des artères contre les graisses, font baisser le taux de mauvais cholestérol et de triglycérides tout en augmentant le bon cholestérol. Elles favorisent également la dilatation et la perméabilité des vaisseaux.

Mais dès que les œstrogènes ne sont plus là, le taux des graisses contenues dans le sang augmente – ce qui explique qu'au-delà de 55 ans, les femmes présentent les mêmes risques de maladies cardiovasculaires que les hommes !

La carence en œstrogènes a une autre conséquence. La graisse se répartit d'une autre façon : on dit qu'elle a une répartition de type androïde – ce que vous vérifierez facilement en mesurant votre tour de taille ! C'est bien la preuve que le métabolisme se modifie pour devenir semblable à celui des hommes…

Des études américaines ont cependant montré que le fait de donner des œstrogènes ne diminuait pas toujours notablement les risques de maladies cardiovasculaires.

? Quels facteurs aggravent les maladies cardiovasculaires ?

– Comme pour tout ce qui touche à l'organisme humain, les **facteurs génétiques** entrent en ligne de compte.

Certaines familles sont plus sujettes que d'autres aux maladies cardiovasculaires, notamment celles qui souffrent d'un taux élevé de cholestérol.

– L'**hypertension artérielle**, en créant une pression trop grande dans les artères, fatigue le cœur. Ainsi, elle double le risque d'infarctus et multiplie par 4 celui d'un accident vasculaire cérébral. C'est pourquoi, si en fin de nuit vous ressentez des battements douloureux dans le crâne, il est urgent de consulter.

– Le **diabète**, qui endommage les vaisseaux lésés par l'excès de sucre, doit impérativement être traité. L'excès de cholestérol (**hypercholestérolémie**) également, puisqu'il est cause d'hypertension artérielle.

– Par voie de conséquence, l'**obésité** est extrêmement néfaste pour le système cardiovasculaire. Même si elle n'entraîne pas toujours du diabète et/ou de l'hypercholestérolémie, elle fatigue le cœur et peut être cause d'hypertension artérielle. L'obésité diminue de 7 ans l'espérance de vie, et les femmes obèses sont touchées en moyenne 7 ans avant les autres par l'athérosclérose.

– Enfin, le mode de vie est évidemment capital, à commencer par le tabagisme. Le tabac, en effet, augmente la quantité de « mauvais » cholestérol, favorise le dépôt de plaques d'athérome, accélère la destruction des œstrogènes et avance l'âge de la ménopause. Quelques chiffres significatifs : fumer multiplie par 5 à 10 le risque d'infarctus, et par 2 celui d'accident vasculaire cérébral ; il suffit de 10 cigarettes par jour pour augmenter de moitié le risque de décès cardiovasculaire ; avec 20 cigarettes par jour on le multiplie par 2… Nous arrêterons là nos vilains calculs ! Le tabac peut heureusement être neutralisé.

De même, on peut contrecarrer les effets de la **sédentarité** par la pratique d'une activité physique modérée. Le **stress**, en revanche, est souvent plus difficile à maîtriser. Reste enfin un dernier ennemi, contre lequel la femme est, hélas ! aussi impuissante que l'homme : l'**âge** !

LA SURVENUE D'ÉVENTUELS CANCERS

Des problèmes gynécologiques peuvent venir troubler la femme ménopausée : fibromes, polypes, tumeurs malignes, et notamment cancer du sein peuvent apparaître à long terme. Une surveillance accrue est donc particulièrement recommandée pour dépister d'éventuels cancers.

? Qu'est-ce qu'un fibrome ?

Un fibrome est une prolifération des fibres de l'utérus.

C'est un problème gynécologique bénin qui n'est généralement pas douloureux. Tout au plus peut-il donner une sensation de lourdeur dans le bas-ventre et, lorsqu'il comprime la vessie, donner de fréquentes envie d'uriner. Du moins s'il se limite à des dimensions raisonnables…

En revanche, s'il se développe excessivement, il peut compromettre le bon fonctionnement des reins, auquel cas une intervention chirurgicale devient nécessaire.

De même, les fibromes situés non à l'extérieur de l'utérus mais à l'intérieur provoquent souvent des saignements anormaux, qui peuvent eux aussi nécessiter une intervention.

Ce sont d'ailleurs souvent ces saignements qui donnent l'alarme.

Contrairement aux fibromes externes, les fibromes internes ne sont en effet pas décelables lors d'un simple examen gynécologique.

? A-t-on plus de fibromes lorsque l'on est ménopausée ?

Le fibrome est un problème extrêmement courant. Il n'est pas typique de la ménopause et peut apparaître bien avant. Mais il est fréquent que le désordre hormonal qui se produit durant cette période favorise son développement, tout comme un traitement hormonal (c'est toujours l'effet stimulant des œstrogènes !).

Une bonne nouvelle, cependant ! Bien souvent, après la ménopause, en l'absence de traitement hormonal, le fibrome s'atrophie tout comme l'utérus et n'occasionne, alors, plus aucun ennui…

? Qu'est-ce qu'un polype ?

Un polype est une petite excroissance de muqueuse. Comme les fibromes, ils sont en principe bénins, mais il est préférable de les retirer.

Ils se situent généralement à la surface de la muqueuse utérine. Ils entraînent le plus souvent des saignements anormaux qui incitent à consulter.

On les enlève par curetage, c'est-à-dire en grattant la muqueuse utérine. L'intervention, simple et rapide, se fait sous anesthésie générale.

Il arrive que les polypes sortent par le col de l'utérus.

Les symptômes sont les mêmes (saignements anormaux), mais cette fois l'opération, encore plus anodine, peut être effectuée par le gynécologue lui-même lors de la consultation.

La cause de ces polypes ? Le manque de progestérone.

? Quels sont les cancers liés à la ménopause ?

– Le cancer du sein

C'est la tumeur maligne la plus fréquente chez la femme : 8 fois plus fréquente que celle du corps de l'utérus (c'est la muqueuse proprement dite de l'utérus), 11 fois plus que celle du col de l'utérus ou de l'ovaire.

Si le cancer du sein est assez rare avant 35 ans, les risques augmentent ensuite progressivement, pour atteindre leur maximum entre 45 et 70 ans.

Comme pour toute tumeur maligne, la précocité du diagnostic et du traitement est décisive. De plus, plus petite est la tumeur, moins l'ablation laissera de traces. Le dépistage est donc extrêmement important, voire capital (voir chap. 8).

– Le cancer de l'utérus

Ce cancer peut toucher le col ou le corps de l'utérus (on parle alors plutôt de cancer de l'endomètre). Il se révèle par des saignements.

Le cancer de l'endomètre atteint presque exclusivement les femmes ménopausées, plus particulièrement à partir de 60 ans. Un dépistage précoce par frottis permet de détecter et donc de traiter précocement des lésions du col avant qu'elles ne deviennent cancéreuses..

– Le cancer de l'ovaire

C'est entre 60 et 70 ans qu'il survient le plus fréquemment.

Il semble que les facteurs héréditaires jouent un rôle non négligeable. Donc, si plusieurs femmes de votre famille ont eu ce type de cancer, votre gynécologue vous prescrira sans doute régulièrement une échographie.

Enfin, si vous ressentez des douleurs dans le bas-ventre, si vous constatez des saignements anormaux et si votre ventre a tendance à grossir (anormalement), ne tardez pas à consulter.

À la ménopause, en toutes circonstances, avec ou sans traitement hormonal, une surveillance gynécologique régulière est nécessaire.

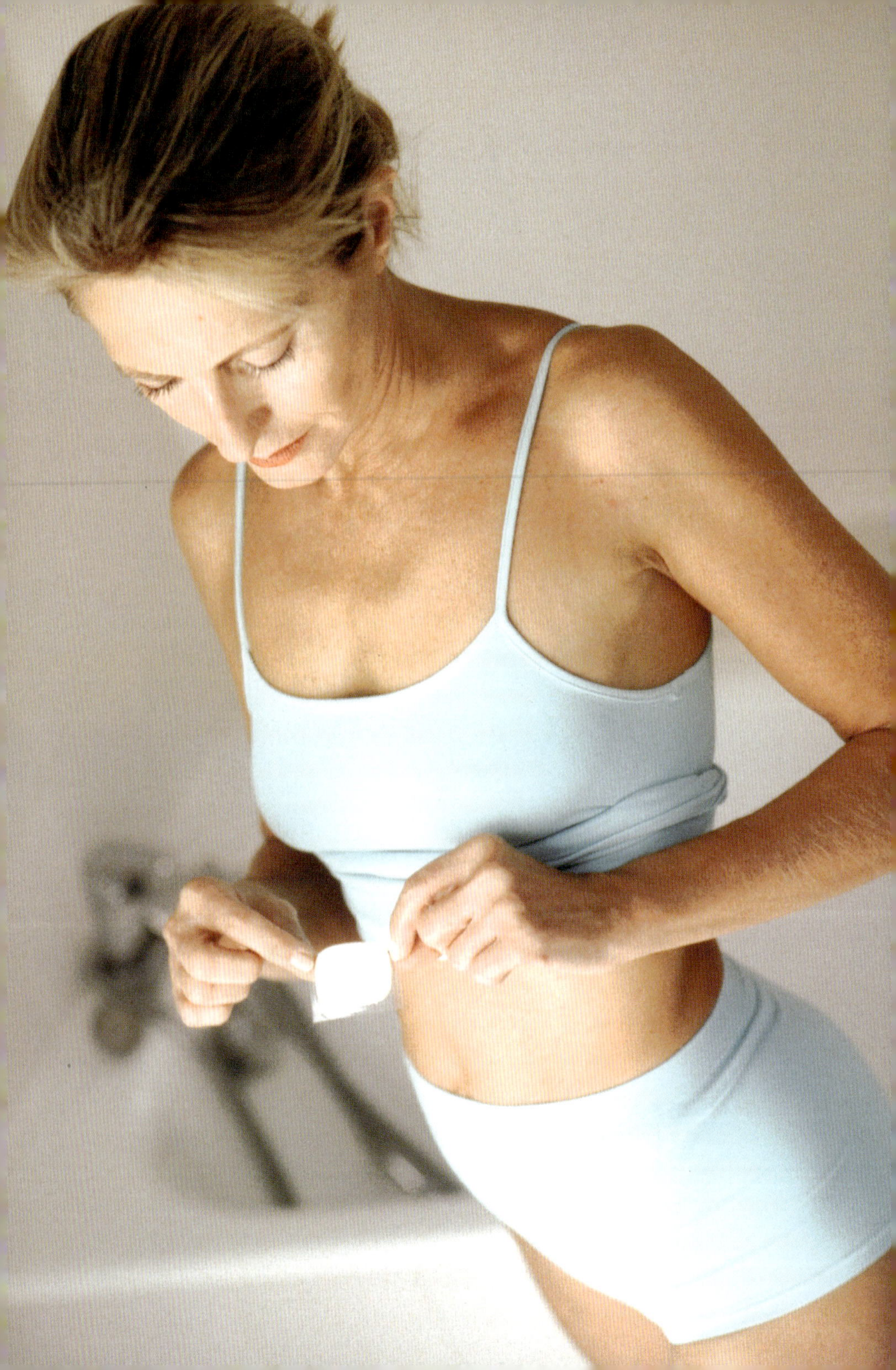

CHAPITRE 5

Le traitement hormonal de la ménopause

LE TRAITEMENT HORMONAL SUBSTITUTIF (THS)

Les problèmes de la ménopause étant liés à une carence en hormones, la solution semble simple : il faut fournir à l'organisme les hormones qui lui manquent. Il y a presque 40 ans est né le traitement hormonal substitutif, communément appelé THS. Son but : atténuer ou faire disparaître les effets immédiats et plus ou moins bénins de la ménopause, mais aussi prévenir les risques à plus long terme, exposés dans le chapitre précédent.

? Qu'est-ce qu'une hormone de synthèse ?

Avant de présenter les éléments constitutifs du traitement, quelques précisions s'imposent pour distinguer les hormones naturelles et celles que l'on appelle « de synthèse ».

– Les **hormones naturelles** sont toujours sécrétées par la glande. Ainsi, les œstrogènes naturels sont ceux que produisent les ovaires durant la période de leur fonctionnement, c'est-à-dire entre la puberté et la ménopause.

Mais on est aujourd'hui capable de reproduire de façon industrielle des hormones possédant la même formule que celles sécrétées par les ovaires : ce sont les **hormones de synthèse**.

En réalité, même avec une formule chimique parfaitement identique, on n'a aucune certitude que les hormones fabriquées en usine aient exactement les mêmes effets que les hormones naturelles.

Plutôt que de parler de traitement hormonal substitutif, il serait donc plus juste de parler de traitement hormonal. Même les composés les plus naturels ne sauraient en effet remplacer à l'identique les hormones ovariennes.

? De quoi est composé le traitement hormonal ?

Le traitement hormonal comporte des œstrogènes, bien sûr.

Le plus fréquemment prescrit est l'**œstradiol**, extrêmement proche des œstrogènes naturels.

Les œstrogènes ayant pour effet d'épaissir la muqueuse de l'utérus, il est nécessaire de rétablir l'équilibre en associant un traitement progestatif.

Dans le cas contraire (où des œstrogènes seuls seraient prescrits), la muqueuse utérine devenue trop épaisse pourrait favoriser des saignements répétés, la formation de polypes, voire un risque de cancer du corps de l'utérus (c'est la muqueuse proprement dite de l'utérus). Seules les femmes à qui l'on a retiré l'utérus avant la ménopause peuvent faire l'économie du progestatif, puisque ces risques deviennent évidemment nuls !

La progestérone dite « naturelle », c'est-à-dire en fait la plus proche de celle que sécrétaient les ovaires, se prend soit par voie orale, soit par l'intermédiaire de capsules à placer dans le vagin. On peut également la remplacer par des produits de synthèse dont la formule diffère légèrement. Selon la formule choisie, les effets thérapeutiques sont variables – ce qui permet d'adapter le traitement aux problèmes dont souffre chaque patiente.

En France, cependant, les médecins prescrivent plus souvent de la progestérone « naturelle », ou en tout cas des progestatifs qui en soient le plus proches possible (vous comprendrez les raisons de ce choix en vous reportant à l'encadré p. 67).

Il existe d'autres composés hormonaux aux propriétés étonnantes.

– Ainsi, la tibolone fait partie de la famille des progestatifs, mais se transforme dans l'organisme en œstrogènes, progestatifs et androgènes (hormones mâles). On l'a beaucoup prescrite dans les pays nordiques, nettement moins en France car elle y est commercialisée depuis peu et n'est pas encore remboursée. Elle est très efficace contre les bouffées de chaleur et pour la qualité de la muqueuse. Le fait qu'elle soit androgénique joue également sur le maintien de la libido. Le point négatif est qu'il s'agit d'une hormone de synthèse (voir chap. 6).

– La **DHEA** (déhydroépiandrostérone) est également une hormone. Nous n'en parlerons cependant pas dans ce chapitre, car elle n'est pas sécrétée par les ovaires, mais par les glandes surrénales. Elle a d'ailleurs fait l'objet d'une polémique que nous évoquerons dans le chapitre 7…

– De même, les **phyto-œstrogènes** contenus dans certaines plantes seront présentés dans le chapitre 7 !

? Comment est-il administré ? et à quelle dose ?

On peut l'administrer :

– par voie percutanée (à travers la peau), sous forme d'un gel que l'on étale, ou d'un timbre, ou d'un patch, que l'on colle sur la peau ;

– par voie orale, sous forme de comprimés ;

– par pulvérisations nasales (c'est un procédé assez récent).

La grande diversité de modes d'administration permet d'adapter le dosage à chaque femme. Le gel, en particulier, peut dispenser des doses extrêmement faibles.

? Quelle est la fréquence du traitement ?

En ce qui concerne le « calendrier » de prise du traitement hormonal, de nombreuses formules sont possibles. Il faut parfois quelque temps pour trouver la mieux adaptée à chaque patiente.

Les exposer toutes serait fastidieux, aussi nous ne vous présentons que les schémas les plus couramment utilisés :

– Le schéma séquentiel ou discontinu

C'est celui qui se rapproche le plus du rythme naturel. Il consiste à prendre des œstrogènes du 1er au 24e ou 25e jour du mois et un progestatif du 14e au 25e jour. Durant les derniers jours du mois (durant lequel il n'y a pas de prise), survient un saignement qui ressemble à des règles. Ne croyez pas pour autant que vos règles sont revenues ! Il s'agit simplement d'un saignement de la muqueuse utérine, que l'on appelle « hémorragie de privation » parce qu'il résulte de l'arrêt des hormones.

Certains produits se présentent sous forme de plaquettes toutes prêtes : les premiers comprimés contiennent un œstrogène, et les derniers un mélange d'œstrogène et progestatif. Cette formule a l'avantage d'éviter tout risque d'oubli ou de confusion, mais ne permet pas de moduler le traitement.

– Le schéma continu

Il consiste à prendre simplement un comprimé chaque jour, les comprimés en question contenant à la fois des œstrogènes et des progestatifs (généralement 1 dose d'œstrogènes pour 1 dose de progestatifs).

Cette formule, qui ne provoque pas de règles, est bien sûr la « chouchoute » des femmes qui ont subi durant plus de 30 ans des règles longues et douloureuses. Il arrive cependant, même avec le traitement continu censé être « sans règles », que de petits saignements se produisent.

Tout comme les plaquettes « toutes prêtes » au schéma séquentiel ou discontinu, cette formule a pour avantage sa simplicité de prise, mais elle ne permet pas d'adapter le traitement aux symptômes.

– Le schéma « 25 jours »

Un autre schéma fréquemment utilisé consiste à prendre à la fois des œstrogènes et de la progestérone (à demi-dose) pendant les 25 premiers jours de chaque mois. Certaines femmes ont de légers saignements durant les 5 jours d'interruption, d'autres n'en ont pas…

La présence ou non de « règles » (ou hémorragies de privation) dépend du schéma choisi mais également du dosage hormonal. Puisque les œstrogènes épaississent la muqueuse de l'utérus alors que la progestérone limite cet épaississement, il suffit, pour éviter les règles, d'augmenter la dose (ou la durée de prise) du progestatif, et/ou de diminuer celle des œstrogènes. Mais attention, alors, à ne pas amoindrir les effets bénéfiques de ces derniers…

Comme nous l'avons dit, les formules sont modulables presque à l'infini. C'est donc au médecin d'adapter votre traitement en fonction de ce que vous lui confiez ! Ainsi, des douleurs dans les seins, par exemple, peuvent inciter à diminuer la dose d'œstrogènes. Un traitement impliquant une interruption de quelques jours peut faire réapparaître les bouffées de chaleur, auquel cas l'on pourra se tourner vers un traitement en continu.

Les « réglages » peuvent parfois s'avérer longs et délicats, mais dans bien des cas, ils sont indispensables si l'on veut que le traitement hormonal joue pleinement son rôle.

? Quel est l'intérêt majeur du THS ?

Le traitement hormonal peut améliorer de façon appréciable (et très rapidement) la qualité de vie des femmes qui vivent difficilement leur ménopause. Ce sont le plus souvent les effets immédiats (voir chap. 2) qui les poussent à demander à leur médecin de leur prescrire ce traitement : bouffées de chaleur pour 2/3 des femmes, sueurs nocturnes pour 1 femme sur 2, problèmes de sommeil pour 2/3 d'entre elles, et troubles de l'humeur pour plus de la moitié ! Mais l'intérêt essentiel du traitement hormonal est de lutter de façon non négligeable contre les conséquences plus pernicieuses de l'arrêt de la fonction ovarienne (voir chap. 4).

Coup de froid sur les bouffées de chaleur !

Les œstrogènes, on l'a vu, sont souverains contre les bouffées de chaleur et les sueurs nocturnes. Le traitement hormonal les atténue donc très rapidement, en moins de 1 mois généralement, et les fait même bien souvent disparaître totalement. Tout dépend bien sûr du dosage du traitement. Cette amélioration entraîne des réactions en chaîne tout à fait positives : le sommeil n'est plus perturbé par des réveils « transpirants », et la suppression des bouffées de chaleur diurnes améliore notablement l'humeur. C'est donc tout bénéfice !

Quelle est son action sur la peau ?

Outre le fait qu'il rétablit l'équilibre hormonal et améliore du même coup la qualité de vie de la femme, le traitement hormonal pallie assez bien l'affinement et la sécheresse de la peau qui surviennent généralement à la ménopause. La peau, mieux hydratée et plus épaisse, garde alors un aspect plus «jeune»... un peu plus longtemps! Car, là encore, il ne faut pas rêver! Ménopause ou pas, la peau vieillit comme tout le reste de l'organisme; ce vieillissement commence aux environs de 30 ans: les cellules se renouvellent plus lentement, les muscles peauciers s'atrophient, et les vaisseaux du derme se fragilisent. Ne cassez pas pour autant votre miroir, un visage est fait pour avoir de l'expression!

Traitement hormonal ou non, rides et ridules sont donc inévitables, surtout chez les femmes qui se sont exposées un peu trop souvent au soleil, qui fument comme des cheminées et qui utilisent n'importe quels produits cosmétiques...

Le THS n'est pas un anti-âge miraculeux!

Le moment est peut-être venu de mettre les points sur les *i*. Beaucoup de femmes attendent du traitement hormonal qu'il les aide à lutter contre le vieillissement. Il est certain qu'il y concourt dans des proportions variables selon les femmes, mais tel n'est pas son but premier. Comme nous le verrons plus loin, il doit surtout aider à lutter contre les effets plus pernicieux de la ménopause...

Freine-t-il la chute des cheveux ?

En ce qui concerne les cheveux, il est certain que le traitement hormonal freine leur chute. Mais il n'empêche pas totalement leur texture de s'affiner ni leur brillant de s'atténuer...

Empêche-t-il la prise de poids ?

Le traitement hormonal, qui empêche les hormones mâles de se montrer trop actives, retarde en principe la prise de poids «androgénique». La répartition de la graisse reste plus féminine, continuant à se localiser sur les hanches et les cuisses (ce qui ne vous ravit pas toutes!)... mais évitant de s'installer sur la taille et le ventre...

Il ne faut tout de même pas crier au miracle. La prise de poids autour de la taille ne pourra pas être évitée indéfiniment.

Toujours est-il que les hormones que l'on prescrit aujourd'hui ne modifient pas le métabolisme des sucres et des graisses – ce qui est plutôt rassurant! (Voir aussi les chap. 6 et 9.)

Quelle est son action sur la libido ?

À la ménopause, la vie sexuelle des femmes tire de grands bénéfices du traitement hormonal, et ce pour deux raisons:

– Les œstrogènes maintiennent une bonne qualité des muqueuses (souplesse, lubrification et résistance aux infections). Ils évitent donc la sécheresse vaginale, responsable des difficultés qui apparaissent souvent à cet âge.

Pris assez tôt, ils permettent également d'éviter l'atrophie du vagin et le rétrécissement de son entrée. Oubliée, alors, la dyspareunie, c'est-à-dire l'apparition de douleurs lors des relations amoureuses. En cas de difficultés, on peut d'ailleurs adjoindre au traitement hormonal des hormones locales ou des lubrifiants non hormonaux (voir chap. 7).

– Les androgènes, on l'a vu, améliorent le désir sexuel. La preuve en est que les femmes à qui l'on a retiré les ovaires voient leur libido nettement améliorée dès qu'on leur donne des androgènes. Il y a d'ailleurs bien longtemps que les endocrinologues donnent des androgènes à faible dose aux femmes dont la libido est un peu poussive...

Il ne faut jamais oublier cependant que, dans le domaine complexe des relations amoureuses, les facteurs psychologiques entrent pour une grande part en ligne de compte. Une lubrification parfaite et des organes au mieux de leur forme ne suffisent pas toujours à assurer une vie sexuelle épanouie.

Les hormones ne peuvent résoudre totalement les problèmes d'une femme qui aborde la ménopause avec le sentiment de perdre sa féminité et qui, en outre, se sent fatiguée et déprimée. À l'opposé, une femme très amoureuse remarquera beaucoup moins la modification insidieuse de ses organes sexuels...

Quelle est son action sur la vessie ?

Les œstrogènes, en renforçant les muqueuses, aident la vessie à mieux se défendre contre les infections, et permettent d'éviter ou de diminuer les fuites urinaires.

Il n'empêche que, pour ce dernier problème, une rééducation peut s'avérer nécessaire (voir chap. 7 et 9)...

Et sur la voix ? et sur les petits maux ?

Le traitement hormonal a un effet positif sur les voix qui pourraient avoir tendance à devenir plus graves lorsque arrive la ménopause.

Dans les cas particulièrement difficiles, et notamment pour des chanteuses professionnelles dont les exigences sont plus « pointues », les spécialistes de la voix recommandent d'avoir recours également à des compléments alimentaires (voir chap. 7).

Quant aux douleurs articulaires et musculaires, les femmes sous traitement hormonal les voient généralement s'atténuer ou disparaître. Tout comme celles (peu nombreuses) qui avaient de petits problèmes buccaux : la sensation d'avoir un buvard dans la bouche disparaît le plus souvent assez rapidement.

Quelle est son action sur le système nerveux ?

On ne peut affirmer que le traitement hormonal ait un effet notable sur ce que l'on appelle « les troubles de l'humeur ». En revanche, certaines femmes remarquent qu'il les rend moins fatigables.

Et, bien sûr, il aide d'une certaine façon à lutter contre l'angoisse, la dépression et l'irritabilité, par une sorte d'effet ricochet : un bon sommeil et la disparition des bouffées de chaleur et de toutes sortes de petits ennuis qui empoisonnent la vie ne peuvent en effet qu'améliorer l'humeur !

Il est certain que les œstrogènes agissent sur le cerveau, puisque des récepteurs à ces hormones existent dans certaines zones cérébrales. C'est le cas notamment des zones qui jouent un rôle dans l'acquisition des connaissances et dans les fonctions de mémorisation.

Mais on n'a aucune certitude quant à l'efficacité du traitement hormonal sur la mémoire et la compréhension. Les résultats des études qui ont été menées ne sont pas vraiment probants : on a observé de meilleures performances chez certaines femmes sous traitement hormonal, alors que chez d'autres aucune modification n'a été remarquée.

Diminue-t-il le risque d'ostéoporose ?

Chez une femme ne souffrant pas encore d'ostéoporose, le traitement hormonal diminue notablement le risque de fracture du col du fémur ou de tassements vertébraux qui pourraient survenir plus tard.

Mais la densité osseuse recommence à diminuer dès que l'on interrompt le traitement, si bien que 6 ou 7 ans plus tard c'est comme s'il n'y avait jamais eu de traitement!...

Celui-ci doit donc être suffisamment prolongé pour jouer vraiment son rôle préventif – ce qui n'est pas sans poser certains problèmes sur le système véneux (voir chap. 6). Problèmes d'autant plus préoccupants dans les cas de ménopause précoce.

Pour les femmes qui hésiteraient à entreprendre un traitement hormonal, une ostéodensitométrie permettra de mesurer la densité osseuse. Il existe en effet des facteurs de risque d'ostéoporose ; la baisse de la densité osseuse est l'un d'eux. Si le traitement hormonal diminue le risque de fracture du col et de tassements vertébraux, le THS n'est pas recommandé en cas de diminution de la densité osseuse.

Dans le cas des femmes qui souffrent déjà d'ostéoporose, le traitement hormonal ne peut évidemment faire récupérer la masse osseuse perdue, mais permettra d'enrayer le processus de déperdition.

(La prévention de l'ostéoporose, un des problèmes cruciaux de la ménopause, fait l'objet d'une étude approfondie dans le chapitre 8.)

? Quelle est son action sur les maladies cardiovasculaires ?

Les œstrogènes font baisser le cholestérol total, augmentent le « bon » cholestérol (HDL) et diminuent le « mauvais » (LDL).

Le bon cholestérol, c'est le HDL (*high density lipoproteins* ou « lipoprotéines de haute densité »), qui permet l'élimination du cholestérol en excès.

Le mauvais, ou LDL (*low density lipoproteins*, c'est-à-dire « lipoprotéines de basse densité ») favorise au contraire la formation de cette fameuse plaque d'athérome qui engendre l'athérosclérose. On ne peut donc que remercier les œstrogènes de favoriser le HDL!

Par ailleurs, ces mêmes hormones protègent les parois des vaisseaux et renforcent la vasodilatation, c'est-à-dire l'ouverture des vaisseaux. Ainsi, le cœur peut y propulser le sang sans avoir à fournir un effort excessif.

Mais personne n'est parfait et les œstrogènes n'ont pas que des qualités... Ils multiplient en effet par 2 ou 3 les risques de caillots veineux!

Les résultats des études portant sur ce sujet sont d'ailleurs assez contradictoires. Certaines études américaines avaient démontré le rôle bénéfique du traitement hormonal sur le système cardiovasculaire, d'autres ont conclu au contraire à une augmentation des accidents cardiaques chez les femmes soumises au traitement hormonal.

Cependant, ce qui est valable aux États-Unis ne l'est pas nécessairement en France, où le régime alimentaire est tout autre et l'obésité (un « gros » facteur de risque) beaucoup plus rare. En l'absence de données solides sur les traitements utilisés en France, le THS n'est actuellement pas indiqué en prévention des maladies cardiovasculaires.

Ce qui est certain, c'est que le traitement hormonal doit être personnalisé en tenant compte des antécédents de chaque patiente.

? THS et cancers : préventif ou risqué ?

Plusieurs études ont montré que le traitement hormonal diminuait de 40 % le risque de cancer du côlon.

Pour les cancers du sein et de l'utérus (col ou endomètre), les conclusions, plus complexes, sont développées dans le chapitre 6.

«de Vous à NOUS

«La pilule contraceptive équivaut-elle à un traitement hormonal?»

Absolument pas, car les œstrogènes ne sont pas les mêmes. Dans la pilule contraceptive, c'est l'éthinyl-œstradiol, un œstrogène de synthèse extrêmement puissant, qui bloque l'activité hypophysaire. L'œstradiol utilisé dans le traitement de la ménopause, au contraire, ne bloque pas l'hypophyse.

«Le traitement hormonal est-il indispensable à un certain âge?»

Tout dépend des symptômes. Certaines femmes vivent très bien sans traitement hormonal. L'important, alors, est de mesurer les risques d'ostéoporose et de maladie coronarienne (voir chap. 4) qui ne sont pas identiques chez toutes les femmes. Si les risques sont nuls et si vous n'avez ni bouffées de chaleur ni malaises particuliers, un traitement hormonal ne s'impose pas!

«J'ai 42 ans et j'ai subi une ablation de l'utérus. Dois-je prendre un traitement hormonal?»

Ce n'est pas nécessaire si vous avez conservé vos ovaires, ils vont continuer à sécréter des hormones encore quelques années. Si vous continuez à être gênée par des bouffées de chaleur alors que vous êtes sous traitement hormonal, celui-ci n'est sans doute pas assez dosé pour vous. Il faudrait augmenter la dose d'œstrogènes ou changer de composé. Parlez-en à votre médecin!

« Je suis un traitement contre la migraine depuis deux ans. Quel traitement hormonal dois-je prendre? »

Certaines migraines surviennent à l'arrêt de la pilule, ou durant les périodes d'interruption d'un traitement hormonal séquentiel. Il est donc préférable de choisir un traitement en continu, qui évite la chute du taux d'œstrogènes..

Les réponses aux questions que vous nous avez posées lors de l'émission télévisée *Le Magazine de la santé.*

« Le traitement hormonal ne me fait aucun effet, si ce n'est une prise de poids et un état dépressif. Puis-je l'arrêter ? »

En ce qui concerne la prise de poids, sans doute votre traitement est-il mal dosé. Pour l'état dépressif, il se peut en effet que les hormones aient une influence sur l'humeur, mais cela n'a pas été réellement prouvé. Parlez-en à votre médecin qui vous conseillera.

« Un traitement hormonal est-il possible pour une fumeuse ? »

Oui, à condition qu'il soit le plus naturel possible. Mais un traitement hormonal n'est pas vraiment recommandé pour une femme qui présente une hérédité de problèmes cardiovasculaires, et fume 2 ou 3 paquets de cigarettes par jour !

« Depuis que j'ai arrêté mon traitement hormonal, j'ai des douleurs articulaires. Y a-t-il un lien de cause à effet ? »

C'est assez fréquent. Cela provient du fait que les articulations contiennent des récepteurs aux œstrogènes. La privation d'hormones nécessite donc un temps d'adaptation. Assurez-vous que vous ne souffrez pas d'une maladie des articulations (polyarthrite ou arthrose).

« J'ai 65 ans et je suis sous traitement hormonal depuis 15 ans. Que dois-je faire ? »

Il est temps de discuter avec votre médecin du bien-fondé de ce traitement. Il n'est pas souhaitable de l'interrompre brutalement mais diminuez progressivement les doses. Généralement, on diminue la dose d'œstrogènes tout en conservant la dose de progestérone jusqu'à la fin du traitement. N'oubliez pas de demander la prescription d'une ostéodensitométrie !

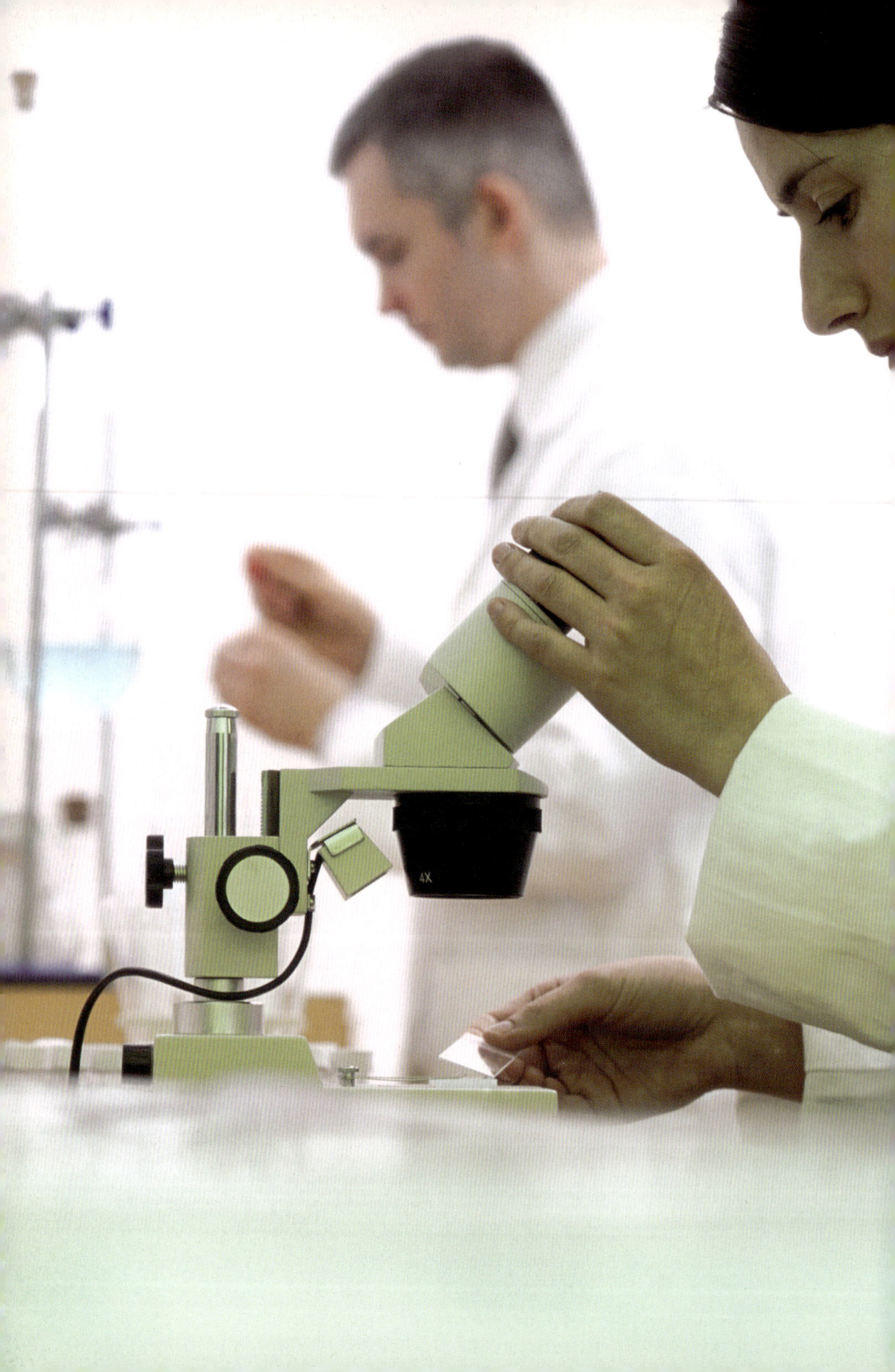
4X

CHAPITRE 6

Idées reçues sur le THS, et ce qu'il en est réellement

POUR OU CONTRE LE THS ?

Depuis qu'il existe, le traitement hormonal a ses adeptes et ses adversaires. Il est facile de faire de lui le bouc émissaire des difficultés qui surviennent à un âge où le déséquilibre hormonal et le vieillissement naturel perturbent l'organisme. Devant les critiques souvent injustifiées dont il est victime, il convient de rétablir la vérité. Sans pour autant considérer ce type de traitement comme une panacée : comme toute thérapeutique, il doit être conduit avec sagesse et prudence.

Qui dit « prise d'hormones » dit « prise de poids » ?

Commençons par les petits inconvénients dont le THS est accusé :

« Des hormones ? protestent certaines femmes, pour prendre 5 kg ? Pas question ! »

Eh bien non, le traitement hormonal en tant que tel ne fait pas grossir. Il est au contraire plutôt bénéfique pour la silhouette, puisqu'il évite que les graisses se rassemblent de façon peu esthétique sur le ventre.

De plus, ses effets positifs sur le moral évitent bien souvent aux femmes les petits grignotages qui finissent par peser lourd sur la balance !

Une autre cause possible de l'inflation pondérale peut être tout simplement le changement de mode de vie.

Les femmes, pour qui la ménopause est synonyme de « fatigue », sont rarement très enthousiastes pour maintenir une activité physique et/ou sportive suffisante.

Le simple respect de quelques règles de base devrait les aider à éliminer les kilos importuns (voir chap. 9)…

Malgré tout, il est vrai que certaines femmes se sentent « gonflées » au début du traitement. Cette sensation désagréable est souvent associée à une lourdeur dans les jambes qui provient de la rétention d'eau. Le remède est simple : il suffit de réduire le dosage en œstrogènes pour que tout rentre dans l'ordre !

Et si l'optimisme et la vitalité que votre traitement hormonal vous a fait retrouver vous ouvrent l'appétit, faut-il vraiment le regretter ? Réjouissez-vous de ce regain d'énergie, et reportez-vous une fois de plus au chapitre 9 !

Le THS est-il responsable de nos petits maux ?

– Les maux de tête

Certaines femmes reprochent à leur traitement hormonal de leur donner de violents maux de tête – c'est généralement le cas de celles qui ont toujours été sujettes aux migraines. Ce désagrément se manifeste le plus souvent pendant l'arrêt des œstrogènes, si bien que le choix d'un schéma continu le fait presque toujours cesser (voir chap. 5).

– La chute de cheveux

Le traitement hormonal peut être responsable d'une chute des cheveux, si le progestatif de synthèse prescrit a des propriétés communes avec celles des hormones mâles. Une modification de traitement peut alors s'avérer souhaitable.

Mais ce problème capillaire peut avoir de multiples autres causes, et la solution repose alors entre les mains du dermatologue...

– Une pilosité excessive

Pour les mêmes raisons, certains progestatifs peuvent entraîner une hyperpilosité. La gamme de composés hormonaux est heureusement assez riche pour que l'on puisse trouver ceux qui éviteront ce désagrément.

– Les nausées

Tout comme chez certaines femmes en début de grossesse, un excès d'œstrogènes peut provoquer des nausées. Le phénomène est rare, et un dosage plus affiné, cette fois encore, l'éliminera rapidement !

– Les saignements

Il arrive parfois que les « règles » (émoragie de privation) s'éternisent. Là encore, un simple réglage doit permettre de résoudre le problème, une augmentation de la dose de progestatif évitant à la muqueuse un épaississement excessif.

Quant aux saignements intempestifs qui surviennent à n'importe quel moment du mois, ils peuvent provenir d'un simple oubli ! Comme les pilules contraceptives, les hormones de la ménopause doivent être prises avec une parfaite régularité...

Mais si vous avez suivi scrupuleusement votre traitement et que vos « règles » s'éternisent et/ou sont douloureuses, n'hésitez pas à consulter. Une telle anomalie peut en effet indiquer la présence de polypes à l'intérieur de l'utérus, d'un fibrome, ou, plus grave, révéler un début de cancer de l'endomètre.

– Les seins lourds

En principe, le traitement hormonal de la ménopause ne modifie pas le volume des seins. Cependant, certaines femmes ont une sensibilité particulière au niveau de la glande mammaire, quelle que soit la dose hormonale. Un traitement trop fortement dosé peut alors faire gonfler leurs seins de façon désagréable, voire douloureuse. La plupart d'entre elles, d'ailleurs, connaissaient déjà ce problème avant la ménopause, durant les quelques jours précédant leurs règles...

En principe, un dosage mieux adapté doit pallier sans difficulté ce petit inconvénient. Et, en attendant, ne vous inquiétez pas : sauf cas exceptionnels, un début de cancer du sein n'est pas douloureux...

THS ET CANCER DU SEIN : LE POINT SUR LA POLÉMIQUE

Le moment est venu de parler de ce cancer qui pèse si lourd dans le casier judiciaire du traitement hormonal. Le dossier est complexe, et il n'est pas toujours facile de s'y retrouver.

? Le THS augmente-t-il le risque de cancer du sein ?

On s'est longtemps demandé si le traitement hormonal augmentait le risque de cancer du sein. Le fait qu'on en dépiste un plus grand nombre chez les femmes sous traitement ne tenait-il pas simplement à ce que ces femmes étaient suivies plus régulièrement, et donc davantage «exposées» à un dépistage précoce?

De nombreuses études ont été menées pour tenter de mesurer le sur-risque éventuel créé par le traitement hormonal. Du fait de la diversité des traitements, ces études sont difficiles à mettre en place, et les résultats en sont donc souvent contradictoires. Elles ont cependant permis d'établir quelques quasi-certitudes… qui soulèvent tout autant de questions :

– Le cancer du sein est **hormono-dépendant** : ce qui signifie que son apparition et son développement sont influencés par les hormones féminines, en particulier par les œstrogènes. On a d'ailleurs fréquemment recours aux anti-œstrogènes pour soigner les femmes atteintes de cancer du sein. (Une anti-hormone est une hormone qui empêche l'hormone de se fixer sur son récepteur ou qui en bloque la fabrication.)

Cette constatation nous amène à nous interroger: les hormones «non naturelles» ne risquent-elles pas d'avoir une influence encore plus néfaste ?

– On trouve **plus de cancers du sein chez les femmes ménopausées tardivement** que chez celles qui le sont aux alentours de 50 ans.

Faut-il en conclure que le traitement hormonal, qui d'une certaine façon retarde artificiellement l'arrivée de la ménopause, augmente les risques ?

– On a remarqué aussi que les **tumeurs** apparues durant la prise d'un traitement hormonal de la ménopause **évoluaient souvent favorablement.**

Est-ce dû au fait que les femmes sous traitement sont suivies plus régulièrement, ce qui permet de détecter plus tôt d'éventuelles tumeurs ?

Par ailleurs, le traitement hormonal a tendance à densifier les seins – ce qui rend le dépistage plus difficile. D'où l'intérêt d'associer, dans ces cas-là, à la mammographie une échographie des seins – c'est d'ailleurs également vrai pour des femmes plus jeunes aux seins denses.

– On sait aujourd'hui (des études américaines l'ont prouvé) que la **combinaison œstrogènes/progestatif** augmente le risque de cancer du sein. Encore faut-il préciser de quels œstrogènes et de quel progestatif on parle. Les traitements prescrits aux États-Unis et en

Europe du Nord sont assez différents de ceux qui sont prescrits en France.

Dans l'Hexagone, les traitements combinent le plus souvent œstrogènes sous forme de patchs ou de gels et progestérone micronisée.

– Quoi qu'il en soit, un traitement hormonal de la ménopause doit toujours être envisagé avec prudence, et prescrit à **dose aussi faible que possible** et pendant une **durée la plus courte possible** (de préférence moins de 4 ans).

On ne peut pas encore se prononcer en ce qui concerne les traitements plus longs, mais il est probable que les femmes ayant suivi un traitement pendant 15 ou 20 ans présentent un sur-risque par rapport aux autres.

En revanche, 5 ans après l'arrêt du traitement, le sur-risque redevient le même que celui d'une femme qui n'a pas été traitée.

– La nécessité d'un tel traitement est donc à **réévaluer chaque année** avec le médecin.

Et l'arrêt du traitement ne doit pas entraîner une absence de surveillance gynécologique et des seins. Avec ou sans traitement hormonal, un suivi régulier s'impose.

Même sans traitement hormonal de la ménopause, toute femme a malheureusement un risque de cancer du sein : 1 femme sur 8 est touchée, principalement entre 50 et 60 ans.

CE QUE L'ON SAIT AUJOURD'HUI : LE POINT DE L'INSERM

À l'heure actuelle, l'étude qui fait référence en France est l'étude E3N, entreprise par l'INSERM en 1990. Explications et commentaires...

En novembre 2004, l'INSERM a publié les résultats d'une enquête portant sur l'influence du traitement hormonal de la ménopause sur le risque de cancer du sein. Ceux-ci confirment les résultats de nombreuses enquêtes antérieures.

Les conclusions de l'enquête

• L'utilisation simultanée d'œstrogènes et de progestatifs de synthèse augmente le risque de cancer du sein de 40 %, quelle que soit la façon dont sont administrés les œstrogènes.

• Même lorsque le traitement ne dépasse pas 2 ans, il peut favoriser l'évolution d'une tumeur latente.

• Le-risque n'est pas augmenté (du moins à court terme) lorsque seuls les œstrogènes sont utilisés (ce qui est le cas notamment des femmes à qui l'on a retiré l'utérus).

• De même, le risque ne semble pas être augmenté (du moins à court terme) lorsque les œstrogènes sont combinés avec de la progestérone micronisée**.

Des précisions encore à venir

De nouveaux résultats de l'étude E3N devraient être connus dans l'avenir, concernant en particulier :

– l'impact à long terme du traitement hormonal ;

– la répercussion possible du traitement hormonal sur d'autres pathologies (notamment le cancer du côlon-rectum).

* Cette enquête est menée par le docteur Françoise Clavel-Chapelon de l'INSERM (Institut national de la santé et de la recherche médicale) auprès de 100 000 femmes de la MGEN (Mutuelle générale de l'Éducation nationale) nées entre 1925 et 1950 et suivies depuis 1990. Elle reçoit le soutien de la MGEN, de la Ligue nationale contre le cancer, de la société 3M, ainsi que de l'IGR (Institut Gustave-Roussy). Depuis 1990, on a recueilli tous les 2 ans des informations sur le mode de vie de ces femmes (alimentation, prise de traitements hormonaux...) et sur leur état de santé. Ces informations sont complétées par des données biologiques (prélèvement sanguin).

** Elle a la même structure chimique que la progestérone naturellement sécrétée par les ovaires.

THS ET CANCERS DE L'UTÉRUS, DES OVAIRES ET DU CÔLON

Autant il existe une polémique autour du cancer du sein, autant il a été largement démontré que le traitement hormonal non seulement n'augmentait pas le risque du cancer de l'utérus, des ovaires ou du côlon, mais qu'il était au contraire parfois préventif.

? Quelles sont les répercussions du THS sur ces cancers ?

Il est incontestable que la **prise d'œstrogènes seuls augmente le risque** de cancer de l'utérus. Mais ce risque est annulé par l'association d'un progestatif en quantité suffisante (au moins 12 ou 14 jours par mois).

Le cas des femmes à qui l'on a retiré l'utérus est un peu particulier, car on ne leur prescrit pas de progestatif, puisqu'il n'est plus nécessaire d'empêcher la muqueuse utérine de s'épaissir. On ne leur donne donc que des œstrogènes. Mais il va de soi que, pour ces femmes, le risque de développer un cancer de l'utérus est nul !

Autrement dit, le traitement hormonal ne présente **aucun sur-risque** concernant le cancer de l'utérus. Ce n'est d'ailleurs pas surprenant lorsque l'on sait que les tumeurs ont une prédilection pour les muqueuses excessivement épaisses ou, à l'inverse, trop fines. Or, un traitement hormonal bien dosé permet de conserver à la muqueuse utérine une épaisseur « idéale ».

Toutes les études montrent que ce type de traitement est également sans effet sur le développement de tumeurs sur le col de l'utérus ou sur les ovaires.

Quant au côlon, il est encore mieux loti que les organes génitaux : le traitement hormonal diminue les risques de cette tumeur, fréquente en France, chez la femme comme chez l'homme, et souvent de mauvais pronostic car découverte tardivement.

THS, MALADIES CARDIOVASCULAIRES ET PROBLÈMES VEINEUX

Les études américaines pointent du doigt le traitement hormonal qui augmenterait les risques de maladies cardiovasculaires, mais rien en France pour le moment ne confirme ces données. Par ailleurs, si une femme présente des risques veineux, il vaut souvent mieux recourir à d'autres types de traitements. Dans tous les cas, mieux vaut être prudente et avertir son médecin qui adaptera le traitement.

? Le cœur est-il en danger avec le traitement hormonal ?

En ce qui concerne les répercussions du traitement hormonal sur le système cardiovasculaire, on ne peut là encore appliquer à l'Hexagone les résultats des études américaines. Elles portent en effet sur des composés hormonaux américains, et sur des échantillons de femmes américaines plus souvent obèses et/ou fumeuses, et ayant largement dépassé l'âge moyen de la ménopause.

Autrement dit, les sujets de ces enquêtes présentent de toute façon un fort risque de maladies coronariennes et d'accidents vasculaires cérébraux. Il est malgré tout difficile de nier en bloc la crédibilité de ces études, et la prudence reste de mise !

? Qu'en est-il des veines ?

On ne peut nier que certains traitements peuvent accroître le risque de thrombose veineuse, communément appelée « phlébite ».

La thrombose veineuse est la formation d'un caillot dans une veine, le plus souvent dans une jambe, caillot qui peut remonter jusqu'au système circulatoire pulmonaire et entraîner une embolie pulmonaire. Ce risque est particulièrement élevé chez les femmes porteuses d'une anomalie héréditaire de la coagulation.

Lorsqu'une femme présente des risques vasculaires ou veineux, il est donc important d'apprécier le degré de risque, à la fois personnel et héréditaire.

Face à une patiente qui a déjà eu une maladie coronarienne ou un infarctus du myocarde, ou qui a connu phlébite et/ou embolie pulmonaire, le médecin s'abstiendra de prendre le moindre risque et se tournera vers d'autres types de traitements (voir chap. 7).

Enfin, si une patiente présente des risques limités (légère hypertension, par exemple), les œstrogènes naturels par voie percutanée et la progestérone naturelle sont vivement recommandés.

LES CONTRE-INDICATIONS AU TRAITEMENT HORMONAL

La diversité actuelle des traitements et des dosages a réduit considérablement le nombre des contre-indications. Néanmoins, le traitement hormonal reste déconseillé aux femmes qui présentent certaines maladies.

? Quelles sont les contre-indications « absolues » ?

Le THS est fortement déconseillé aux femmes :

– présentant de graves **troubles hépatiques** ;

– ayant un **cancer** évolutif du corps de l'**utérus** ou ayant (ou ayant eu) un cancer du **sein** – ces deux cancers étant hormono-dépendants ;

– présentant un **fibrome volumineux** ;

– ayant fait récemment une **thrombose veineuse** (phlébite). Cependant, si l'incident est très ancien et si la femme n'a pas d'antécédents familiaux, un traitement hormonal – le plus naturel possible – peut être envisagé ;

– présentant de **gros risques de problèmes artériels** (maladie coronarienne évolutive, phlébite, embolie pulmonaire).

Il existe encore d'autres contre-indications : angiome (malformation des vaisseaux sanguins), thrombocitose (anomalie des plaquettes du sang), lupus érythémateux disséminé (maladie inflammatoire).

? Quelles sont les contre-indications « relatives » ?

Dans ces situations, sans être réellement contre-indiqué, le traitement hormonal est à envisager avec une extrême prudence pour les femmes ayant des antécédents familiaux de cancer du sein, d'hypertension ou d'accidents vasculaires graves. Mieux vaut alors se tourner vers des composés les plus naturels possible. De même, un petit fibrome n'est pas une contre-indication, mais doit orienter vers un dosage faible en œstrogènes et puissant en progestérone. En effet, l'excès d'œstrogènes risquerait de faire grossir le fibrome et d'occasionner des saignements. Enfin, la prudence s'impose dans les cas de maladies bénignes des seins : kystes et mastoses disparaissent bien souvent lorsque les ovaires cessent de fonctionner, mais ils risquent cependant de réapparaître avec le traitement hormonal.

La durée du traitement hormonal dépend en partie de la réapparition ou non des symptômes lorsqu'on l'arrête. Après 10 ans de traitement, il arrive que les bouffées de chaleur reviennent ou que les voies génitales s'atrophient très rapidement. La reprise du traitement peut alors être à nouveau envisagée. Tout dépend aussi de l'âge où la ménopause « sévit » ! Une femme ménopausée à 40-45 ans pourra rarement se contenter de 5 années de traitement. La décision doit être prise avec le médecin après, bien sûr, un examen attentif de la situation…

L'AVIS DU DR PASCALE THIS, GYNÉCOLOGUE-ENDOCRINOLOGUE

La publication des résultats de l'enquête de l'INSERM et des études étrangères a-t-elle modifié l'attitude de vos patientes à l'égard du traitement hormonal de la ménopause ?

Il est certain que la médiatisation, parfois mal comprise, qui en a été faite a causé beaucoup de tort. Je sais que beaucoup de femmes ont arrêté spontanément ce traitement sans tenir compte de leurs propres facteurs de sur-risque. Certaines d'entre elles l'ont repris depuis.

Qu'en est-il pour vous ? Y a-t-il quelque chose de changé dans votre façon de le prescrire ?

Je ne suis sans doute pas un bon exemple, car il y a longtemps que j'étudie, en permanence, avec mes collègues de l'hôpital Cochin, la meilleure façon d'adapter ce type de traitement à chaque patiente. Il y a quelques années, les médecins avaient tendance à prescrire un traitement hormonal sans fournir d'explication. Beaucoup tombent maintenant dans l'extrême inverse : ils donnent toutes les informations nécessaires et remettent la décision entre les mains de leurs patientes, qui se sentent évidemment un peu perdues ! Il est certain que la patiente est seule à même d'apprécier dans quelle mesure sa qualité de vie est amoindrie par les symptômes de la ménopause. Mais la baisse de qualité de vie n'est qu'un élément de la décision. J'estime que celle-ci doit être prise à deux, par la patiente et son médecin, en toute connaissance de cause, des deux côtés.

Et pour vos confrères ?

Certains ne veulent plus prescrire de traitement hormonal. Je crois que le chiffre d'affaires de ces produits a baissé de 30 % en moyenne. D'autres affirment que les traitements français sont les meilleurs et peuvent être pris sans crainte. Je pense que l'attitude à adopter se situe dans le juste milieu : informer, évaluer, puis décider avec la patiente.

Comment décririez-vous le type de patiente à qui vous prescrivez sans hésiter un traitement hormonal de la ménopause ?

Pour moi, c'est une femme qui présente des problèmes de qualité de vie importants, qui n'a pas de contre-indication au traitement, qui est bien informée et qui accepte de prendre la décision avec son médecin.
Mais le terme « sans hésiter » que vous évoquez est peut-être un peu excessif. Je commence toujours par informer ma patiente et je lui remets une fiche d'information. Elle réfléchit, puis revient me voir, et la décision se fait de concert.

Combien de temps prescrivez-vous les traitements hormonaux ?

C'est le sujet d'un débat qui n'a pas encore trouvé sa solution. Il faut bien sûr tenir compte de l'âge de la ménopause. Une femme ménopausée à 40 ans n'a pas nécessairement les mêmes besoins, concernant sa qualité de vie, qu'une femme de 55 ou de 70 ans. Et un traitement hormonal commencé à 40 ans durera plus longtemps que s'il est commencé à 50 ans. Entrent alors en ligne de compte les risques éventuels, qu'il faut évaluer en fonction – notamment – des antécédents de la patiente.
En fait, je reconsidère chaque année le bien-fondé de ma prescription avec la patiente. En 1 an, ses objectifs ont pu changer. Et puis, c'est à partir de 55 ans que le risque de cancer du sein augmente ; il faut donc être particulièrement vigilant durant cette période.
Au-delà d'un traitement de 10 ans, la surveillance doit être très étroite (mammographies régulières, notamment), et on doit bien sûr peser le pour et le contre avant de décider la poursuite du traitement.

de Vous à NOUS

« Pourquoi la pilule n'augmente-t-elle pas le risque de cancer du sein alors que le traitement hormonal l'augmente ? »

On ne se trouve pas dans la même tranche d'âge : la ménopause arrive à un moment où le risque de développer un cancer du sein est beaucoup plus sérieux. En fait, tout composé hormonal a ses risques : celui d'augmenter un risque existant déjà. Or, celui-ci est plus important à la ménopause.

« Je suis sous Androcur et Provamès. Est-ce que je suis concernée par l'enquête de l'INSERM ? »

L'Androcur est un progestatif anti-androgène que l'on prescrit aux femmes ayant une petite androgénie à la ménopause. Le Provamès est un œstrogène fort. Ces deux composés entrent dans la catégorie des produits de synthèse. Ils augmentent probablement légèrement le risque de cancer du sein.

« Peut-on suivre un traitement hormonal quand on a des problèmes de thyroïde ? »

Oui, œstrogènes et progestérone n'ont aucune influence sur son activité.

« Je suis sous Tibolone. Les risques de cancer du sein sont-ils moins importants qu'avec un traitement classique ? »

On ignore à ce jour les effets à long terme de la Tibolone sur le risque de cancer du sein. Une étude anglaise a conclu à une augmentation du risque. Par ailleurs, ce produit est souvent prescrit à des femmes qui ont des problèmes de seins parce qu'il diminue la densité du tissu mammaire. Comme c'est précisément chez les femmes à seins denses que l'on trouve le plus de cancers, c'est effectivement chez elles que l'on en a rencontré davantage. Reste à savoir si c'était dû à la Tibolone ou à une prédisposition de départ…

Les réponses aux questions que vous nous avez posées lors de l'émission télévisée *Le Magazine de la santé*.

« À quelle fréquence doit-on subir des mammographies ? »

La mammographie (radiographie de dépistage du cancer du sein) est préconisée tous les 2 ans à partir de 50 ans.

Depuis quelques années, un dépistage gratuit est organisé au plan national. Cependant, attendre 2 ans est insuffisant pour certaines femmes. Et il ne faut certainement pas attendre 50 ans pour effectuer la première mammographie ! Beaucoup de gynécologues la prescrivent dès l'âge de 40 ans, ce qui leur permet d'avoir une mammographie de référence. Les femmes ayant plusieurs antécédents familiaux de cancer du sein ou de l'ovaire devront avoir la seconde bien avant 50 ans, et adopteront un rythme de 1 par an à partir de cet âge, de même que les femmes qui suivent un traitement hormonal depuis plus de 10 ans.

« Un utérus fibromateux est-il une indication à l'hystérectomie avant la mise sous traitement hormonal ? »

Pas nécessairement. Dans le cas où l'utérus est extrêmement fibromateux et si la femme souhaite absolument avoir un traitement hormonal, on peut le prescrire sur un temps limité. Si le traitement la fait saigner, on peut éventuellement se poser la question.

« La prise d'un traitement hormonal peut-elle donner un excès de cholestérol ? »

En principe, les composés naturels, notamment percutanés, ne modifient pas le bilan lipidique. En revanche, les composés de synthèse et les composés qui s'ingèrent par voie orale peuvent le modifier, mais cette modification porte surtout sur les triglycérides. Une analyse de sang s'impose de toute façon pour les femmes qui suivent un traitement hormonal.

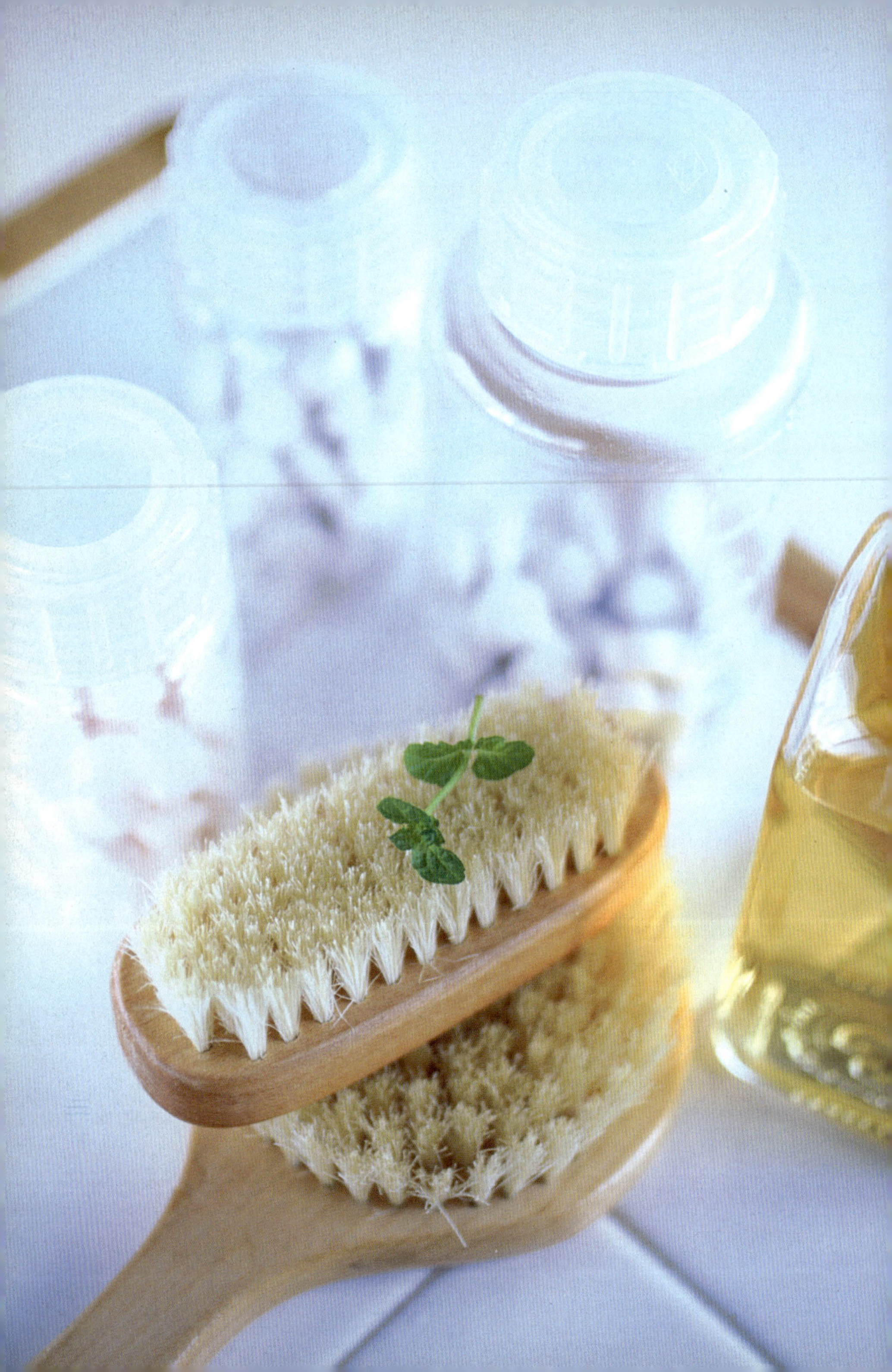

CHAPITRE 7

Les autres traitements de la ménopause

VRAIES ET FAUSSES ALTERNATIVES AU THS

Un certain nombre de femmes refusent catégoriquement le traitement hormonal, ou simplement ne le supportent pas. Quelles alternatives peut-on alors leur proposer ? Le choix est parfois embarrassant car il faut tenir compte à la fois de l'efficacité du traitement et des éventuels effets secondaires. Quant aux prétendus « produits miracles », il convient, du moins dans l'état actuel des recherches, de les considérer avec une extrême réserve !

SERM, DHEA, phyto-œstrogènes, homéopathie, plantes, oligothérapie : le point sur toutes les vraies et fausses alternatives au THS.

Les SERM : une réelle alternative

? Qu'appelle-t-on « SERM » ?

Encore à l'étude, la découverte des SERM (*Selective estrogen receptor modulator*, « modulateurs sélectifs des récepteurs aux œstrogènes ») représente une avancée considérable sur le plan scientifique et semble être une réelle alternative du futur.

Produits par synthèse chimique, ces composés présentent une structure chimique proche de celle des œstrogènes. Ils pourraient donc jouer le même rôle que les œstrogènes là où ceux-ci sont bénéfiques, et agir de façon inverse là où leur action peut être néfaste. Ainsi, comme les œstrogènes, ils protégeraient les os, le cerveau et les vaisseaux sanguins des atteintes de la ménopause, sans perturber l'utérus ni les seins. Avec les SERM, ni symptômes désagréables, ni saignements, ni douleur dans les seins, ni sur-risque de cancer du sein !

Bref, ils auraient les qualités des œstrogènes sans en avoir les défauts. Le rêve, en somme ! Sauf que ce n'est encore qu'un rêve, car on n'a pas encore découvert le SERM idéal…

? Quels sont les différents types de SERM ?

– Le premier SERM découvert, le *Tamoxifène*, empêche le développement des cellules cancéreuses en occupant les récepteurs aux œstrogènes qui se trouvent dans les seins. On a d'ailleurs recours à ce composé pour les femmes ayant eu un cancer du sein, car il diminue de façon importante le risque de récidive. Par ailleurs, il diminue le taux de LDL (le « mauvais » cholestérol) et évite la déperdition osseuse.

Mais – car il y a un « mais » – il stimule l'utérus et nécessite donc une surveillance régulière de ce côté-là. C'est pourquoi on ne le prescrit pas aux femmes qui n'ont pas eu de cancer du sein.

– Le *Raloxifène*, lui, permet de lutter contre l'ostéoporose. Comme son « collègue » le *Tamoxifène*, il diminue le taux de « mauvais » cholestérol et préserve les seins. Il a de plus l'avantage de ne pas stimuler l'utérus. En revanche, il augmente le risque de thrombose veineuse et n'a aucun effet sur les désagréments de la ménopause (bouffées de chaleur, troubles gynécologiques et urinaires).

En ce qui concerne les SERM, mieux vaut s'armer de patience... Ce qui est sûr, c'est que la découverte d'un SERM idéalement protecteur et sans effets secondaires marquerait une véritable révolution dans le traitement de la ménopause !

La DHEA et les phyto-œstrogènes : des propriétés intéressantes mais une innocuité non prouvée

? La DHEA : un élixir de jouvence ?

La **déhydroépiandrostérone**, plus connue par son abréviation, est une hormone sécrétée par les glandes surrénales à partir de l'âge de 7 ans. Elle permet à l'organisme de fabriquer de manière indirecte les hormones mâles et femelles, mais agit également de façon positive sur le système nerveux, les défenses immunitaires et la libido.

Elle protègerait également la peau contre le vieillissement et concourt à une sensation générale de bien-être physique et physiologique. Malheureusement, à 40 ans l'être humain a déjà perdu 50 % de son capital, et à 75 ans il ne lui en reste plus que 10 % !

Pour les partisans de la DHEA, la recette pour tenir le vieillissement en respect semble donc simple : remplaçons la DHEA perdue par de la DHEA synthétique ! Mais ce serait un peu trop simple. La DHEA de synthèse tant vantée par les médias ne supprime ni les bouffées de chaleur ni les sueurs nocturnes.

Peut-être améliore-t-elle légèrement la libido chez les femmes âgées de plus de 60 ans ? mais elle n'a aucun effet sur l'ostéoporose.

Quant aux études qui ont tenté de mesurer son action sur le vieillissement cutané, elles sont regardées par les dermatologues avec un certain scepticisme.

En conclusion, **l'efficacité de la DHEA n'a pas encore été prouvée.** Plus inquiétant, on n'a pas davantage démontré son innocuité, notamment par rapport au cancer du sein, et son statut est complexe, les organismes officiels ne la reconnaissant pas comme médicament.

En vente libre aux États-Unis depuis 1994 comme complément alimentaire, la DHEA est disponible en France depuis 2001.

La DHEA n'est pas un médicament. Elle doit cependant être prescrite par un médecin et les pharmaciens ont le droit d'en faire des préparations magistrales.

Et le conseil de l'Ordre incite les médecins à une **extrême prudence**. La pilule de jouvence n'est donc pas tout à fait pour demain...

? Quelle est l'action des phyto-œstrogènes ?

D'autres molécules présentent une structure proche de celle des œstrogènes. Elles se trouvent tout simplement dans la nature, plus précisément dans les plantes (d'où leur nom de « phyto-œstrogènes »), en particulier dans :

– certaines plantes non comestibles (sauge, écorce de saule, ginseng, éleuthérocoque ou « ginseng russe »...) ;

– de nombreuses plantes comestibles. Haricots, pois chiches, lentilles, fèves, graines de soja et produits dérivés du soja contiennent des **isoflavones** ;

– certains légumes (carotte, fenouil, ail, oignon)

et certains fruits (pomme, poire, cerise) renferment des **lignanes** ;
– les **coumestanes**, une troisième sorte de phyto-œstrogènes qu'on trouve dans les graines germées (entre autres, dans les graines de soja).

Que faut-il attendre du soja ?

Le soja est l'une des plantes les plus riches en phyto-œstrogènes. C'est d'ailleurs en quelque sorte grâce à lui qu'on les a découverts. Depuis longtemps, on a remarqué en effet que les femmes asiatiques semblent ignorer les symptômes de la ménopause. En particulier, moins de 25 % d'entre elles connaissent les bouffées de chaleur (pour 75 % de femmes européennes et 85 % d'Américaines).

Par ailleurs, les cancers hormono-dépendants (sein et utérus) et l'ostéoporose sont beaucoup moins fréquents en Asie qu'en Occident. Or, le soja, peu consommé en Occident, est à la base de l'alimentation des Asiatiques. De là à en conclure que nos consœurs d'Orient doivent ces bienfaits aux phyto-œstrogènes contenus dans le soja, il n'y avait qu'un pas !
Les laboratoires pharmaceutiques se sont donc mis à extraire ces molécules « miracles » du soja pour fabriquer des comprimés. Ainsi, les femmes occidentales peuvent, elles aussi, profiter des bienfaits du soja sans même modifier leur alimentation.
Mais – eh oui, cette fois encore, il y a un (ou plutôt des) « mais » ! – les phyto-œstrogènes, extraits de plantes, sont des hormones naturelles… pour les plantes ! Leur structure chimique n'est en fait pas rigoureusement la même que celle des œstrogènes sécrétés par les ovaires.
On ne peut donc les considérer réellement comme des hormones naturelles. En consommer une trop grande quantité sans avis médical serait presque aussi nocif que d'augmenter inconsidérément les doses d'œstrogènes du traitement hormonal.

Le soja est-il un aliment « miracle » ?

– Le soja contient bien d'autres éléments que les phyto-œstrogènes. Ceux-ci ne peuvent donc à eux seuls procurer les mêmes bienfaits qu'une alimentation à base de soja. Le fait que les Japonaises souffrent peu des bouffées de chaleur ne provient peut-être pas (ou pas uniquement) des phyto-œstrogènes.

– De plus, les études menées sur ces substances ont montré que les effets des phyto-œstrogènes étaient variables d'une femme à une autre. Il est donc extrêmement difficile de déterminer une dose réellement efficace contre les bouffées de chaleur ou pour la protection de la muqueuse vaginale.

Quant aux troubles de l'humeur, à l'insomnie, aux douleurs articulaires et aux maux de tête, ils semblent totalement indifférents aux phyto-œstrogènes.

– Le système cardiovasculaire, quant à lui, ne peut que se trouver bien de la consommation de soja. Celui-ci a, en effet, pour vertu de faire baisser le taux de cholestérol dans le sang et de protéger les vaisseaux sanguins. Mais nous parlons là du soja ; or, cette plante ne contient pas que des phyto-œstrogènes !

– Venons-en maintenant à l'ostéoporose… Les fractures du col du fémur sont rares chez les Asiatiques, et les expériences faites sur les animaux tendent à confirmer l'idée que les phyto-œstrogènes aideraient à la conservation de la densité osseuse. Qu'en est-il pour les femmes ? On n'a encore aucune certitude, mais les études en cours devraient pouvoir nous renseigner dans les années qui viennent…

– Le cancer du sein semble bien entretenir des rapports étroits avec le régime alimentaire. Les Japonaises vivant dans leur pays ont en effet 5 fois moins de risques de développer un cancer du sein que les Françaises, et 7 fois moins que les Américaines. Or, cet écart disparaît chez les Japonaises vivant depuis longtemps aux

États-Unis et ayant adopté le mode de vie de leur pays d'adoption.

On a constaté, par ailleurs, que les femmes japonaises ayant un cancer du sein avaient moins de phyto-œstrogènes dans leurs urines et dans le sang que les autres. On serait tenté d'en conclure que la consommation de soja protège les Japonaises contre le cancer du sein. Mais il se peut que cette relative protection vienne également d'autres facteurs tels que le poids, le mode de vie, l'environnement et les autres composantes de l'alimentation.

Pour ou contre ?

Les phyto-œstrogènes ont sans conteste des effets intéressants, actuellement à l'étude. Pour que ces études soient concluantes, il faudra les conduire auprès d'un plus grand nombre de femmes et sur un laps de temps suffisamment long.

Les phyto-œstrogènes, comme les œstrogènes du THS, ne doivent pas être consommés chez les femmes ayant des contre-indications aux œstrogènes, et notamment chez celles qui ont eu un cancer du sein. De plus, ils risquent de diminuer l'efficacité du Tamoxifène, si ce dernier est prescrit. Gardez toujours présente à l'esprit l'idée que toutes les substances tirées de plantes ne sont pas inoffensives... Et pour conclure de manière officielle, sachez que, selon l'AFSSA (Agence française de sécurité sanitaire des aliments), « les produits dérivés du soja ne doivent pas faire allégation de traitement alternatif au THS de la ménopause ».

Que penser de l'homéopathie, des plantes, de l'oligothérapie ?

Quelle est l'action de l'homéopathie ?

Fondée par le médecin Samuel Hahnemann au début du XIXe siècle, l'homéopathie repose sur un principe simple : la loi de similitude. Une substance qui, en quantité importante, provoque certains symptômes chez une personne en bonne santé peut, à dose infinitésimale, guérir ces mêmes symptômes chez une personne malade.

Exemple : alors que le café perturbe le sommeil, le médicament homéopathique *Coffea*, à base de café, combat l'insomnie.

L'homéopathie agit aussi bien sur l'aspect physiologique du mal que sur les conditions psychologiques qui l'ont favorisé ou qui en découlent. Et c'est dans les troubles « de terrain » qu'elle se montre le plus efficace, car elle parvient petit à petit à consolider ce terrain.

Aussi est-elle intéressante dans le traitement de la ménopause, qui modifie en profondeur l'équilibre physique et psychologique.

Comment ça marche ?

Les médicaments homéopathiques proviennent soit de minéraux, soit de végétaux, soit d'animaux. Ils se présentent généralement sous forme de granules ou de globules contenus dans de petits tubes, moins souvent sous forme de gouttes ou de comprimés.

Lorsqu'il s'agit de globules, on consomme la totalité du tube en une seule fois (c'est alors 1 dose), alors que les granules se prennent généralement par 3. Après les avoir mis dans la bouche (en évitant de les toucher avec les doigts car on perd en efficacité), il suffit de les laisser fondre lentement sous la langue. Prenez-les à distance des repas, et si vous avez bu du café ou de la menthe...

Rassurez-vous, les médicaments homéopathiques sont compatibles avec les médicaments allopathiques (médecine classique), à condition de ne pas être pris au même moment pour ne pas amoindrir leur action.

Pour être réellement efficace, un traitement homéopathique doit être parfaitement adapté au tempérament de chaque patient, et doit donc être établi par un spécialiste.

Précisons également que l'homéopathie agit sur les symptômes de la ménopause, mais ne se substitue pas aux hormones ovariennes défaillantes.

Quels sont les médicaments de base ?

Voici une liste purement indicative de quelques médicaments de base pour la ménopause. Sauf cas particulier, ils sont à utiliser à la dilution de 9 CH à raison de 3 granules 3 fois par jour. (9 CH indique la dilution du produit. Plus le chiffre est élevé, plus le produit est dilué.)

Si vous reconnaissez plusieurs de vos symptômes parmi les indications d'un des produits figurant dans ce tableau, celui-ci est probablement bien adapté à votre tempérament. Mais, une fois encore, cette liste ne saurait remplacer la consultation d'un médecin homéopathe. (Reportez-vous également à la bibliographie pp. 110-111.)

LES MÉDICAMENTS HOMÉOPATHIQUES POUR LA MÉNOPAUSE

Folliculinum et/ou *Luteinum*	Symptômes découlant du manque d'œstrogènes : • Douleurs des seins • Règles abondantes en début de ménopause
Sepia	• État dépressif, mélancolie, goût pour la solitude • Bouffées de chaleur partant du ventre avec sensation de faiblesse • Pesanteur dans le bas-ventre • Sécheresse vaginale • Frilosité (*N.B.* : les femmes de type *Sepia* sont souvent brunes et minces !)
Graphites	• Tristesse et apathie • Bouffées de chaleur avec visage congestionné • Chute des cheveux • Sécheresse de la peau
Lachesis	• Alternance de moments d'excitation et de dépression • Endormissement difficile, angoisses nocturnes, fatigue au réveil • Bouffées de chaleur avec palpitations et visage congestionné • Hypertension • Troubles aggravés par la chaleur
Sulfur	• Hypertension • Bouffées de chaleur atténuées par le grand air et aggravées par la chaleur • Douleurs articulaires dans les mains • Symptômes aggravés par la chaleur du lit (*N.B.* : les femmes de type *Sulfur* sont généralement actives et optimistes !)

Trois médicaments à base de calcaire (*Calcarea carbonica*, *Calcarea fluorica* et *Calcarea phosphorica*) ainsi que *Silicea* et *Natrum muriatique* peuvent aussi aider à la prévention contre l'ostéoporose. Mais l'efficacité de ces traitements n'a pas été prouvée et ne dispense pas de faire réaliser une ostéodensitométrie et, en cas de nécessité, de recourir à un traitement allopathique (voir chap. 8).

Quelques médicaments homéopathiques permettent de réguler la production hormonale durant la préménopause (*Folliculinum*, *Progesteronum* et *Luteinum*). Et certaines substances d'origine hormonale sont utilisées par les homéopathes (LH-RH, FSH, LH, *Folliculinum*, *Progesteronum*, *Luteinum*, *Testosterone*). Mais, comme toujours, seul un spécialiste est à même d'adapter la prescription à chaque cas particulier…

Thuya	• Inquiétudes, idées obsédantes • Prise de poids au niveau de l'abdomen, des hanches et des fesses avec gonflements • Chute des cheveux • Transpiration malodorante (*N.B.* : les femmes de type *Thuya* ont souvent la bassin large et les jambes minces !)
Actaea racemos	• Règles irrégulières et douloureuses en préménopause • Douleurs musculaires
Cimicifuga	• Règles irrégulières et douloureuses en préménopause • Douleurs musculaires
Alumina	• Sécheresse vaginale
Sanguinaria canadensis	• Sécheresse vaginale • Bouffées de chaleur • Maux de tête revenant régulièrement
Staphysagria	• Cystites déclenchées par les rapports sexuels
Causticum	• Incontinence urinaire
China	• Fatigue
Phosphoricum acideum	• Grande fatigue • Chute des cheveux
Selenium	• Grande fatigue • Chute des cheveux
Kalium carbonicum	• Douleurs dorsales apparues à la ménopause

Les plantes

Quelles sont les plantes « spécial ménopause » ?

Pas plus les plantes que l'homéopathie n'ont le pouvoir de remplacer les hormones déficientes. Elles peuvent cependant aider à passer certains caps et atténuer certains symptômes.

La plupart des plantes médicinales peuvent se consommer en **infusion**, mais il existe également des **teintures-mères** (préparées en pharmacie) dont il faut diluer 50 gouttes dans un verre d'eau.

Pour connaître le mode d'emploi et les posologies recommandées, renseignez-vous auprès du pharmacien chez qui vous vous les procurerez. (Voir aussi, en annexes, la bibliographie.)

– **La mélisse**, outre ses propriétés digestives et laxatives, agit comme un stimulant physique et intellectuel. Excellente contre les troubles de l'humeur de la ménopause, elle apaise l'anxiété, les palpitations et permet de lutter contre l'insomnie. En préménopause, elle atténue aussi les douleurs des règles.

– **L'achillée millefeuille** est sédative, digestive et diurétique, et contribue à soulager les règles douloureuses.

– **L'alchemille commune**, anti-infectieuse et diurétique, apaise la tension mammaire, les règles douloureuses, et ne peut qu'être bénéfique en cas de fibrome.

– **Le yam sauvage** est utilisé depuis longtemps en Amérique centrale pour soulager les douleurs menstruelles. Ses racines contiennent en effet une substance, la diosgénine, à partir de laquelle on peut fabriquer de la progestérone.

– **L'avoine** aide à lutter contre l'anxiété et la déprime.

– **Le houblon** est sédatif et permet de lutter contre les duvets disgracieux qui fleurissent parfois à la ménopause ! Il a aussi un effet très calmant sur la libido…

– **La sauge officinale** serait très utile contre les bouffées de chaleur et les sueurs nocturnes. Elle calmerait également les douleurs menstruelles et augmenterait la libido chez les femmes mais aucune étude scientifique ne le prouve.

– **Le soja** enfin, dont on a déjà longuement parlé, fait l'objet de nombreuses préparations en comprimés.

– **L'onagre** possède de multiples vertus : elle aiderait à oublier, entre autres, les bouffées de chaleur, la tension mammaire, les douleurs abdominales, les maux de tête, les troubles de l'humeur et la déprime. Elle soulage les rhumatisants, et est excellente pour la peau. Mais attention ! L'action œstrogénique de l'onagre fait qu'elle ne doit pas être utilisée chez une femme ayant eu un cancer du sein.

Prudence !

De nombreux scientifiques restent reservés sur l'utilisation – sans garantie – des plantes. En effet, un composé actif a nécessairement des avantages mais aussi des inconvénients liés à son mode d'action. Or, ceux-ci sont ignorés du grand public puisque peu d'études les évaluent. L'origine des plantes est rarement établie et leur sécurité non contrôlée.

L'oligothérapie

Que sont les oligoéléments ?

Le corps humain contient des oligoéléments (c'est-à-dire des éléments présents en très petite quantité) dont la carence peut être néfaste. Une alimentation équilibrée doit en principe fournir à l'organisme les quantités d'oligoéléments dont il a besoin… mais il est rare qu'une alimentation soit parfaitement équilibrée ! Il semblerait, en particulier, que 50 à 60 %

de la population française souffre d'une carence en **magnésium**, carence qui entraîne – entre autres désordres – de l'hyperexcitabilité, de l'anxiété, de la dépression, des insomnies et des palpitations. C'est dire les bienfaits que le magnésium peut apporter à la femme ménopausée!

Le **sélénium**, quant à lui, vous aidera à lutter contre le vieillissement.

Si vous avez des problèmes de peau, **soufre** et **zinc** pourront éventuellement unir leurs efforts à ceux du sélénium, tandis que le zinc, toujours, et le **silicium** seront bons pour votre chevelure.

Enfin, le **lithium** s'attaque aux problèmes d'insomnie et de dépression.

Ce ne sont là que quelques exemples. Vous pourrez trouver les oligoéléments en pharmacie sous de multiples présentations : ampoules, gouttes buvables, granules ou comprimés à sucer. Mais, comme pour les remèdes homéopathiques, renseignez-vous auprès de votre médecin. (Voir aussi la bibliographie pp. 110-111)

EXEMPLES DE « RECETTES », ALLOPATHIQUES OU NON...

• Contre les **bouffées de chaleur**, il existe 2 composés assez simples d'utilisation, mais qui ne sont pas totalement efficaces : l'*Abufène* et l'*Agréal*. De façon assez surprenante, des études ont montré que certains antidépresseurs, de la classe des inhibiteurs de la recapture de la sérotonine (*Deroxat*, *Effexor* et *Prozac*), diminuaient la fréquence et l'intensité des bouffées ; mais est-ce une raison suffisante pour les prescrire pour de simples bouffées de chaleur ?

• Contre la **sécheresse vaginale**, la pharmacopée propose tout un arsenal de produits assez efficaces :

– des préparations locales à base d'œstrogènes sont souvent suffisantes (à raison d'une application chaque soir pendant une semaine si la muqueuse est irritée, après quoi 2 ou 3 fois par semaine suffisent en principe). Les préparations à base de « promestriène », comme la colpotrophine, peuvent être prescrites en cas de contre-indication aux œstrogènes (comme dans le cas du cancer du sein). Ce n'est pas le cas avec des préparations comme l'*Estriol* (*Trophigil*).

– il existe également une préparation non hormonale (en vente sans ordonnance) sous forme de film plastique dont on tapisse tous les 3 jours le vagin ; elle permet une réhydratation de la muqueuse ;

– des gels hydratants à base de phyto-œstrogènes ;

– des gels lubrifiants non hormonaux, en vente libre en pharmacie, pallient provisoirement la sécheresse vaginale, mais leur action est purement mécanique. (Attention, toutefois ! seuls les gels à l'eau n'attaquent pas les préservatifs.)

• Contre les **fuites urinaires**, outre une rééducation des muscles du périnée faite par un kinésithérapeute, on peut recourir à un traitement local d'œstrogènes qui améliore la qualité des tissus.
Pour savoir si vos muscles fonctionnent bien, essayez de retenir le jet lorsque vous urinez. Si vous n'y parvenez pas, il est temps de songer à une rééducation. (Parlez-en avec votre gynécologue.)

• Si votre **voix** a descendu d'un octave, et même si vous êtes sous traitement hormonal, prenez du magnésium et des vitamines B5, B6 et E, recommandées par les spécialistes du larynx.

• Enfin, pour tous les **petits ennuis** bénins qui vous tourmentent, n'hésitez pas à vous tourner vers les bonnes vieilles vitamines et/ou vers les oligoéléments !
– La vitamine A est excellente pour la peau et la préservation des vaisseaux.
– La vitamine C vous aidera à lutter contre la fatigue, l'anxiété, la déprime et la préservation des vaisseaux.
– Enfin, la vitamine E est tout simplement bonne pour la santé... au quotidien !

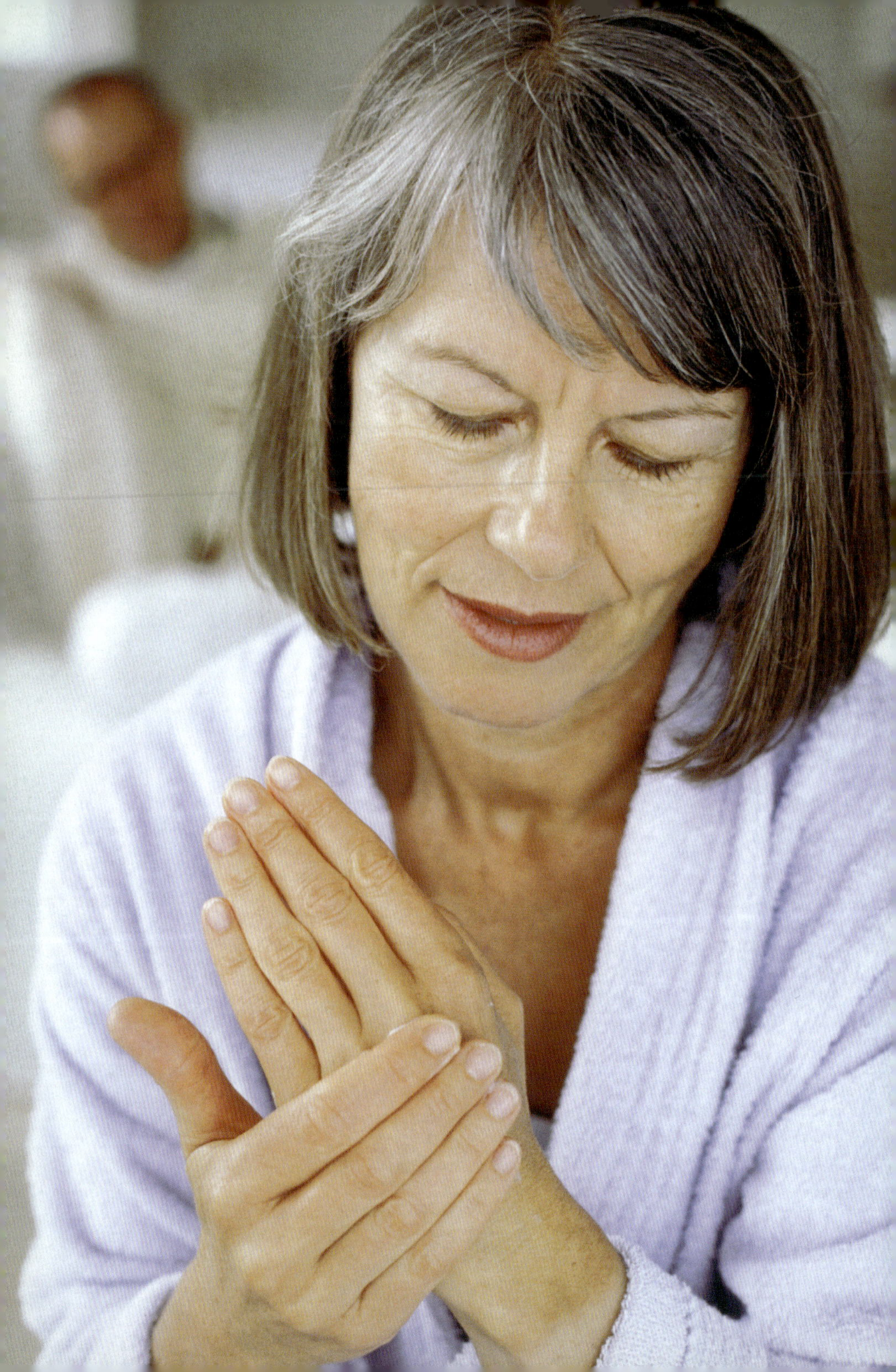

CHAPITRE 8

La prévention des effets à long terme de la ménopause

LA PRÉSERVATION DU CAPITAL OSSEUX, DU CŒUR ET LE DÉPISTAGE DES CANCERS

Si certains symptômes de la ménopause (bouffées de chaleur, problèmes de peau ou de muqueuse...) sont désagréables, ils ne présentent pas de risques vitaux. Il est, comme on vient de le voir, relativement facile d'éliminer ou d'atténuer la plupart d'entre eux. Les effets à long terme, en revanche, sont beaucoup plus graves quant à leurs conséquences. Or, ils ne déclenchent des symptômes que lorsqu'ils sont déjà bien installés. Il est donc capital de tenter de prévenir leur apparition.

Le capital osseux

? Comment prendre soin de ses os ?

C'est en fait dès l'enfance qu'il faut veiller à constituer un bon capital osseux. Le pic de masse osseuse est en effet atteint dès l'âge de 20-25 ans (voir chap. 4). Or, plus il est élevé, moins graves seront les conséquences de l'ostéoporose si elle survient. Alors, si vous voulez vous assurer une bonne masse osseuse, voici 5 points essentiels à respecter :

1. Ayez une **alimentation équilibrée**, suffisamment riche en calcium, en protides et en vitamine D (voir chap. 9).

2. Faites régulièrement de l'**exercice physique** (marche, natation, vélo).

3. Maintenez des sécrétions ovariennes normales – ce qui signifie que vous devez veiller à **ne pas laisser se prolonger une aménorrhée**.

4. Évitez le **tabac** et l'**abus d'alcool**.

5. Ne vous exposez que modérément au **soleil** !

Lorsque arrive la ménopause, en fait, dès la préménopause, il est essentiel de surveiller la densité osseuse, en particulier si des facteurs héréditaires font craindre une prédisposition à l'ostéoporose. Car la quantité d'os perdue durant les premières années de la ménopause est quasiment impossible à récupérer !

Il existe trois niveaux de prévention :

– la **prévention primaire** concerne les femmes ne souffrant pas encore d'ostéoporose ;

– la **prévention secondaire** concerne les femmes déjà atteintes d'ostéoporose mais qui n'ont pas encore subi de fractures ;

– la **prévention tertiaire** concerne celles qui ont déjà eu des fractures d'origine ostéoporotique.

Les traitements ont alors une efficacité très limitée, car seule une très faible quantité d'os pourra être reconstituée.

En quoi consiste la prévention primaire ?

Le traitement hormonal de la ménopause offre une indubitable protection au stade de la prévention primaire, à condition que la dose d'œstrogènes soit suffisante !

Il diminue notablement les risques de fracture du col du fémur et de tassement vertébral.

Une seule réserve, cependant : pour être efficace, il doit être administré de 7 à 10 ans environ (voir chap. 5).

Cela peut poser des problèmes dans bien des cas, notamment pour les femmes ménopausées très tôt, pour qui la protection devra être particulièrement longue.

Le recours à d'autres médicaments les concerne donc au premier chef. Officiellement le THS n'est pas recommandé en prévention primaire.

Si la femme a des facteurs de risque, on peut lui proposer une ostéodensitométrie. Si celle-ci montre une moindre densité osseuse, des médicaments comme le *Raloxifène* ou les bisphosphonates (voir plus loin) peuvent être conseillés. Le THS ne sera indiqué qu'en cas d'intolérance à ces deux traitements.

Et la prévention secondaire ?

En prévention secondaire, le traitement hormonal est bénéfique car il stoppe le processus de déperdition de masse osseuse. Il est cependant préférable de le commencer dès l'installation de la ménopause, car c'est durant les deux années qui suivent l'arrêt des règles que la déperdition osseuse est la plus rapide.

Un autre effet du traitement hormonal sur la densité osseuse ne manque pas d'intérêt : les maxillaires étant plus solides, vous risquerez moins de perdre vos dents !

Ce traitement peut être remplacé (en cas de contre-indication) ou complété par d'autres types de médicaments :

– **calcium + vitamine D** (*Dédrogyl, Lactomorrhuol*). La vitamine D est indispensable en complément du calcium car celui-ci « seul » se fixe mal sur les os ;

– le **phosphore**, associé au calcium, est excellent pour la santé des os et des dents. On le trouve en pharmacie, mais attention : respectez bien la dose prescrite, car un excès de phosphore peut entraîner une carence en magnésium et en calcium !

– les **bisphosphonates** ou **diphosphonates** (*Actonel, Fosamax*...) sont efficaces en prévention secondaire. Néanmoins, ils présentent l'inconvénient de ne pas être toujours bien digérés...

– les **SERM** (*Raloxifène*...) – dont nous avons déjà parlé au chapitre 7 –, sont aussi efficaces mais ils présentent d'autres inconvénients non négligeables.

À noter que, tout comme le THS, les bisphosphonates et le *Raloxifène* freinent la perte osseuse. Mais, seuls les bisphosphonates et le *Raloxifène* ont prouvé qu'ils réduisaient le risque de fracture.

– l'efficacité des **phyto-œstrogènes** est peut-être réelle, mais elle n'a pas encore été prouvée et elle est difficilement mesurable (voir chap. 7).

Quel que soit votre choix, ne négligez pas votre hygiène de vie (voir chap. 9).

Si vos os commencent à devenir poreux, le tabac, la sédentarité et une alimentation pauvre en calcium ne pourront que les affaiblir davantage...

Enfin, n'hésitez pas à demander à votre médecin de vous prescrire une ostéodensitométrie de contrôle.

? Et la prévention tertiaire ?

En prévention tertiaire, la même recommandation est faite que pour la prévention secondaire. Les bisphosphonates et le Raloxifène réduisent, chez une femme qui souffre d'ostéoporose et qui a déjà eu une fracture, le risque de nouvelle fracture.

Un bon cœur, de bons vaisseaux

? Comment prendre soin de son cœur?

Comme pour la prévention de l'ostéoporose, la prévention des maladies du cœur exige une bonne hygiène de vie (voir chap. 9).

Respectez donc ces 4 commandements incontournables :

1. ne fumez pas ;

2. buvez modérément ;

3. équilibrez votre alimentation ;

4. et bougez !

Mais ce n'est pas toujours suffisant. Votre médecin jugera peut-être utile de soutenir au maximum votre système cardiovasculaire.

Le traitement hormonal, on l'a vu, a des effets bénéfiques sur les parois des artères et sur la vasodilatation grâce au rôle protecteur des œstrogènes.

Mais, pour autant, il n'exerce pas d'effet protecteur sur la maladie coronarienne, pas plus que sur la maladie cérébrovasculaire. Il exposerait même à plus de danger.

De plus, il peut comporter certains risques de thrombose veineuse… Il doit donc être évité par les femmes dont le système veineux présente quelques faiblesses.

La prudence est donc recommandée, et impose un examen sérieux des facteurs de risque personnels et héréditaires.

Reste donc, en dehors bien entendu du traitement personnalisé qu'établira votre cardiologue s'il l'estime nécessaire, l'aide bénéfique (mais insuffisante dans les cas sérieux) des **plantes**. Le ginkgo biloba (un arbre originaire d'Asie) est vasodilatateur et facilite donc le travail que doit effectuer le cœur pour pomper le sang. Vous en trouverez en pharmacie sous forme soit de teinture-mère, soit de produits tout préparés, en gélules ou en comprimés.

Le dépistage des cancers

On ne répétera jamais assez que plus un cancer est dépisté précocement, plus grandes seront les chances de guérison.

• Le **cancer du col de l'utérus** est extrêmement facile à dépister lors du frottis pratiqué par le gynécologue. (Cet examen consiste à prélever des cellules en passant sur le col une spatule de bois.)

Si cet examen a été pratiqué régulièrement tout au long de votre vie et si aucune anomalie n'a jamais été découverte, vos risques sont faibles. Ne négligez donc pas cet examen (à faire tous les 2 ans en l'absence de toute anomalie, plus souvent en cas de doute).

• Le **cancer du corps de l'utérus** (ou cancer de l'endomètre) se déclare presque exclusivement après la ménopause, le plus souvent aux alentours de 60 ans. Tout saignement anormal doit vous conduire chez votre gynécologue pour un examen approfondi.

• Le **cancer de l'ovaire** survient généralement un peu plus tard (entre 60 et 70 ans) et le plus souvent chez des femmes qui présentent des facteurs de risque héréditaires. Si c'est votre cas, votre médecin vous prescrira des échographies régulières. Ce cancer peut toucher des femmes sans facteur de risque car il survient chez 1 femme sur 100 en moyenne. Ne négligez ni douleur dans le bas-ventre, ni saignement anormal, ni augmentation excessive du volume du ventre.

• Le **cancer du sein** est la tumeur maligne la plus fréquente chez la femme : il est 8 fois plus fréquent que le cancer de l'endomètre, et 11 fois plus que le cancer du col de l'utérus ou de l'ovaire. Rare avant 35 ans, il devient plus fréquent passé cet âge, surtout entre 45 et 70 ans. Or, des expériences européennes ont montré qu'une mammographie pratiquée tous les 2 ans permettait de réduire d'environ 30 % la mortalité liée au cancer des femmes de 50 à 69 ans.

Mammographie gratuite

Il est essentiel de consulter régulièrement votre gynécologue. Mais la palpation la plus minutieuse ne permet de détecter que les tumeurs… palpables ! Or, le cancer du sein se développe souvent durant plusieurs années, sans aucun symptôme. C'est pourquoi la mammographie est indispensable, et doit être effectuée tous les 2 ans à partir de 50 ans.

Dans cette optique, il a été mis en place en France le « rendez-vous santé + », dont le but est de garantir à toutes les femmes de 50 à 74 ans une mammographie effectuée gratuitement dans un centre de dépistage fiable. (Voir, en annexes, toutes les indications pour vous procurer l'adresse du centre le plus proche de chez vous.) Ne pas bénéficier de cette possibilité par simple négligence serait déraisonnable. Le dépistage précoce d'un cancer du sein en facilite le traitement. Il permet, le plus souvent, d'éviter l'ablation et les séquelles des traitements.

Les examens conseillés

Même si vous ne souffrez d'aucun trouble particulier, il n'est pas inutile, arrivée à la cinquantaine, de faire le point avec votre médecin sur les risques (ou non-risques) qui sont les vôtres du fait de votre mode de vie ou de vos antécédents familiaux.

Renseignez-vous sur ces derniers auprès de vos proches… Maladies cardiovasculaires, cancer du côlon, cancer du sein, bien des problèmes de santé – parmi les plus lourds – sont favorisés par un terrain héréditaire.

• Même en l'absence d'antécédents cardiovasculaires, faites-vous prendre la **tension artérielle** et **ausculter le cœur** régulièrement.

• De plus, une **prise de sang** tous les 3 ans permettra de surveiller régulièrement :
– le taux de sucre ;
– le taux de cholestérol total et HDL ;
– le taux de triglycérides.

• Ne négligez pas la **visite annuelle chez votre gynécologue** (ou chez votre généraliste, s'il connaît bien la ménopause), qui procédera à un examen gynécologique approfondi.

Si vous prenez un traitement hormonal, il demandera à vous revoir 6 mois plus tard. Il vous prescrira également une mammographie tous les 2 ans (ou tous les ans, selon vos antécédents et votre propre histoire), que vous pourrez d'ailleurs faire pratiquer sans frais grâce au « rendez-vous santé + »).

• N'hésitez pas à prendre rendez-vous si vous observez des saignements anormaux (même minimes) alors que votre ménopause est bien installée, des pertes teintées qui vous semblent suspectes, ou si vous avez des douleurs dans le bas-ventre.

Vous pouvez aussi demander à votre gynécologue de vous apprendre l'autopalpation des seins. Mais rien ne saurait remplacer la mammographie bisannuelle (tous les 2 ans), voire annuelle dans les cas particuliers.

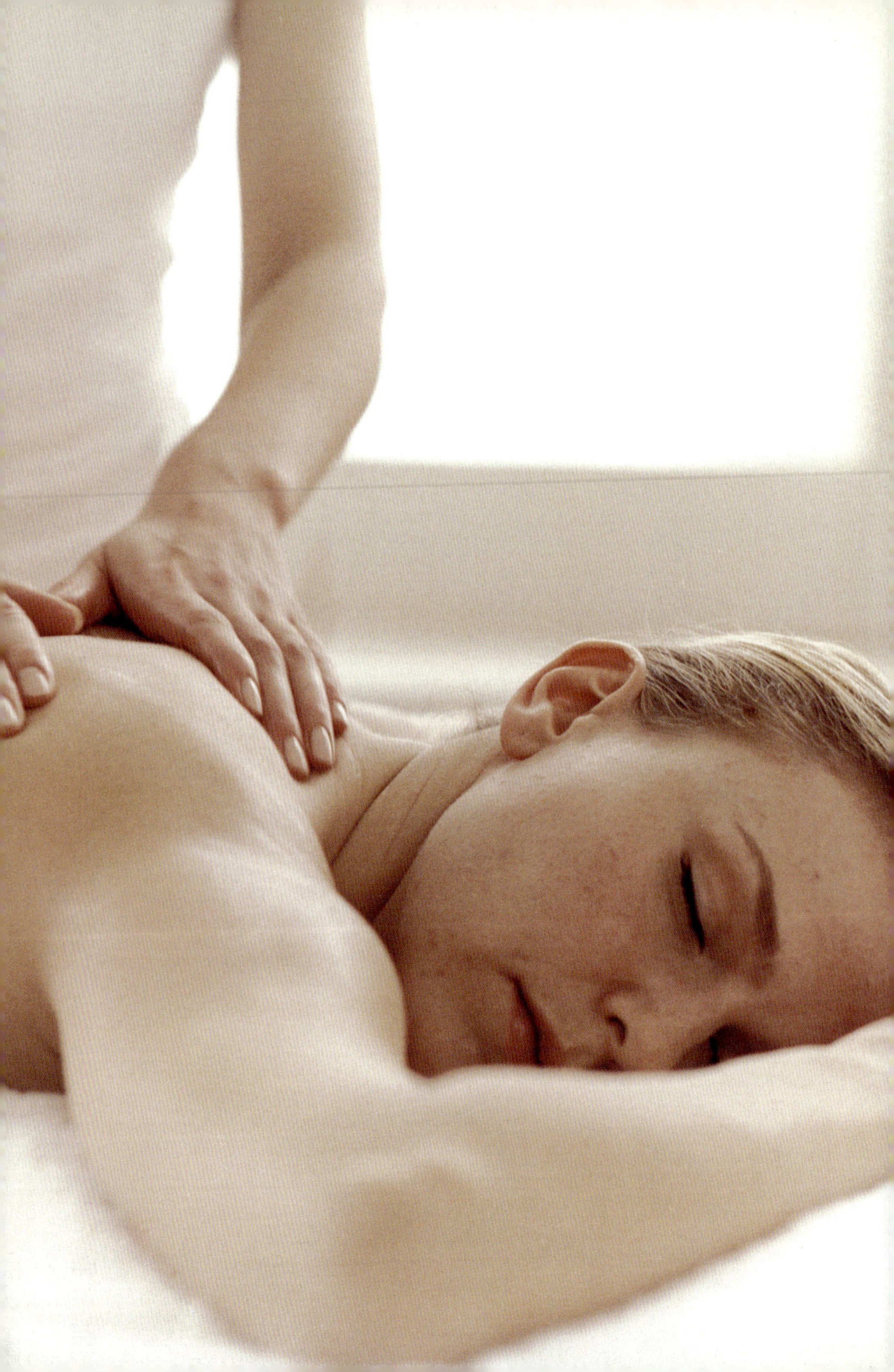

CHAPITRE 9

La ménopause au quotidien

L'HYGIÈNE DE VIE

Si certains des symptômes de la ménopause sont difficiles à éliminer totalement, on parvient généralement à les atténuer. Outre le recours à diverses thérapeutiques, un bon équilibre de l'alimentation, l'abandon du tabac, un bon sommeil et une activité physique régulière contribueront à maintenir un sentiment de bien-être physique et psychologique. Mieux encore, ils sont extrêmement bénéfiques face aux effets à long terme de l'arrêt de la fonction ovarienne.

Quelle est la base de l'alimentation ?

80 % des femmes prennent de 5 à 10 kg entre 45 et 55 ans (en moyenne 800 g par an). Les bouleversements de la ménopause (carence ovarienne, modification du métabolisme, problèmes psychologiques) accélèrent cette prise de poids. Un bon équilibre alimentaire s'impose donc plus que jamais à partir de la cinquantaine! Quel que soit l'âge, une alimentation équilibrée doit fournir à l'organisme:

– des **protides** (ou protéines), qui contribuent à nourrir et à renouveler les tissus. On les trouve principalement dans la viande et le poisson, dans le lait, les œufs et les fromages, ainsi que dans les céréales et les légumineuses (fèves, haricots, lentilles, pois chiches...);

– des **glucides**. Carburant de l'organisme, ils fournissent plus de la moitié de l'énergie dont il a besoin. On les trouve dans les féculents et les céréales (pommes de terre, riz, pâtes, légumes secs, pain...) ainsi que dans tous les aliments sucrés (sucre, miel, confiture, pâtisserie, fruits...);

– des **lipides** (ou graisses), également énergétiques, qui sont indispensables au bon fonctionnement des cellules. Il en existe différentes sortes. On les trouve notamment dans l'huile, la margarine, le lait entier, les viandes grasses et les poissons gras, les fruits oléagineux (noix, noisettes, amandes, cacahuètes) et le jaune d'œuf;

– des **minéraux**, comme le calcium que l'on trouve dans les produits laitiers, les figues sèches, les haricots secs et dans certains légumes; du fer que l'on trouve dans les haricots blancs, les lentilles, le cresson, les épinards, ou encore dans le persil, les fruits secs, les amandes et les noisettes, sans oublier dans le chocolat, le foie, le jaune d'œuf, et dans les flocons d'avoine; du fluor (sel et acide folique);

– des **vitamines**, que l'on trouve dans les graisses (vitamines A, D, E et K) et dans l'eau que contiennent les aliments (vitamines B et C).

Quels sont les glucides recommandés ?

Les glucides ont leurs défauts... leurs gros défauts même, quand on parle des sucres rapides... Lorsque vous en consommez, vous avez l'impression de vous sentir réconfortée.

Mais, comme leur nom l'indique, ils sont rapidement assimilés par l'organisme. Aussi, la faim réapparaît-elle très vite et vous avez envie de craquer de nouveau pour d'autres aliments sucrés comme les pâtisseries, les glaces et autres sodas ! Ces sucres étant extrêmement riches en calories, les calories inutilisées s'empressent de se transformer en graisse : le résultat n'est pas toujours très heureux pour la silhouette… Il peut être carrément catastrophique pour l'organisme, car ces sucres sournois aident les graisses à se fixer sur les parois des artères. De plus, consommés en abondance, ils peuvent donner du diabète.

Rabattez-vous donc plutôt sur les **sucres lents**. On en trouve dans les céréales et le pain complet, dans les légumineuses, dans les pâtes et le riz complet. Ce sont des aliments dits « complets », car ils contiennent aussi de l'amidon et des fibres alimentaires. Et comme ils diffusent lentement dans l'organisme, ce sont des alliés précieux pour les efforts de longue haleine. Parfaits, donc, avant votre séance de gymnastique ou de jogging !

En conclusion, si vous avez une bonne fringale, préférez les aliments peu sucrés car la prise de sucre déclenche la sécrétion d'insuline par le pancréas, et cette sécrétion donne faim !

Alors, au lieu de vous pâmer devant la vitrine de votre pâtissier, tournez-lui résolument le dos et allez plutôt voir votre marchand de fruits et légumes… il est ouvert, lui aussi !

? Quels sont les lipides recommandés ?

On distingue 3 grandes catégories de lipides :

1. Les **acides gras**, à partir desquels se constitueront différentes sortes de lipides – par exemple, les triglycérides. Ils sont de trois sortes :

– les acides gras **saturés** : consommés en excès, ils font grimper le taux de « mauvais » cholestérol, avec les conséquences que l'on connaît (dépôts de graisse sur les artères et athérosclérose). Ce sont les graisses qui « figent » dans l'assiette. On les trouve principalement dans les viandes rouges, le beurre et les produits laitiers ;

– les acides gras **mono-insaturés.** Ils protègent le système cardiovasculaire. On en trouve surtout dans l'huile d'olive, ainsi que dans les huiles d'arachide et de colza, et dans les avocats ;

– les acides gras **poly-insaturés** (oméga-3, oméga-6 et oméga-9). Protecteurs du système cardiovasculaire, ils renforcent les défenses immunitaires et sont également excellents pour la peau. On en trouve dans les huiles végétales (en particulier dans les huiles d'olive, de colza, d'arachide, de tournesol, de pépins de raisin, de noix, de maïs et de soja), et dans les poissons gras (maquereau, sardine, thon, hareng, saumon…).

2. Les **triglycérides**, qui s'élaborent à partir d'acides gras et de glycérol, constituent 95 % des graisses du corps humain.

3. Le **cholestérol**, enfin, dont un peu moins de 1/3 est apporté par l'alimentation, le reste étant synthétisé par le foie. Il est indispensable à la vie des cellules et à la synthèse des hormones, mais on a vu que l'excès de LDL (communément appelé « mauvais cholestérol ») favorisait les maladies cardiovasculaires.

Les acides gras

N'hésitez pas à consommer des acides gras. Variez vos huiles d'assaisonnement et mangez du poisson gras, 3 fois par semaine. Évitez, bien sûr, les fritures, les beignets, la cuisson au beurre et les viandes grasses ! Préférez le poisson à la viande, et évitez les huiles de palme et de coprah. Fuyez, même si ce n'est pas très drôle, les charcuteries, les fromages et les pâtisseries… Enfin, préférez la cuisson à la vapeur ou au four, et négligez les morceaux de viande calcinés !

Quels sont les aliments recommandés ?

Une bonne alimentation n'est pas constituée que d'éléments énergétiques ou nutritifs. Elle doit aussi comporter des **fibres** alimentaires, c'est-à-dire les résidus des végétaux qui ne sont pas dégradés lors de la digestion. On en trouve dans les légumes, les fruits et les céréales. Les fibres retardent l'évacuation des aliments hors de l'estomac – ce qui repousse le moment où la faim se fait de nouveau sentir. De plus, elles régulent le transit intestinal.

– Consommez **fruits** et **légumes** en abondance. Ils vous apporteront également les vitamines indispensables à votre organisme.

– Quant au **calcium**, nécessaire à tout âge, il est plus que recommandé durant une période où l'ostéoporose peut faire des ravages… À consommer sans modération !

– Ne boudez pas les **laitages**, les **fromages** (maigres de préférence, ils contiennent autant de calcium que les fromages gras et n'augmentent pas le cholestérol).

– Buvez de l'**eau minérale** et changez-en de temps à autre : regardez leur composition, vous verrez que certaines contiennent plus de calcium que d'autres !

Et si vous arrêtiez de fumer ?

Les méfaits du tabac sont, vous le savez déjà, innombrables : maladies des voies respiratoires, ulcère à l'estomac, problèmes cardiovasculaires, augmentation du risque d'ostéoporose, peau sèche et cheveux ternes, précocité de la ménopause… Sans compter les cancers : bouche, pharynx, larynx, œsophage, poumon, vessie, col de l'utérus… Est-il vraiment nécessaire d'allonger davantage cette liste impressionnante ?

La conclusion s'impose : à la ménopause, il est plus urgent que jamais d'arrêter de fumer. Choisissez une bonne période (des vacances au grand air sont un des meilleurs moments), et n'ayez aucun scrupule à recourir à l'aide des substituts nicotiniques en vente en pharmacie. Si toutes vos tentatives échouent, consultez un médecin qui pourra vous prescrire momentanément un antidépresseur, le temps de passer le cap difficile. Vous pouvez aussi avoir recours à des techniques comme l'hypnose, la relaxation ou la sophrologie. L'homéopathie et/ou l'acupuncture aussi peuvent vous aider. Bref, mettez tout en œuvre pour oublier l'existence de ce poison qu'est le tabac…

Et lorsque vous aurez réussi à arrêter, mettez tous les atouts de votre côté : ne gardez surtout pas un vieux paquet non terminé au fond de votre sac à main ; évitez les circonstances où la tentation est trop forte ; diminuez la consommation de café et d'alcool, qui incitent à « en griller » une ; et buvez beaucoup d'eau pour calmer la sensation de faim.

Et si vous bougiez, couriez ou sautiez ?

Avoir des bouffées de chaleur n'incite pas à pratiquer une activité qui va faire transpirer encore davantage…

La fatigue et la déprime ont souvent tendance à rendre apathique et à s'enfermer chez soi… Sans parler des palpitations, des fuites urinaires et d'une éventuelle prise de poids.

Pourtant, l'apparition de ces symptômes devrait au contraire vous inciter à poursuivre (ou à commencer) une activité sportive.

L'exercice physique, en effet, **entretient les muscles**, et donc la **silhouette**.

Les muscles, en effet, ont besoin de consommer des calories pour se reconstituer. Or, ils en consomment même la nuit, si bien qu'une femme bien musclée maigrit en dormant !

De plus, les muscles soutiennent la chair et lui évitent ces « retombées » peu gracieuses qui apparaissent au fil des ans.

LES RÈGLES DE L'ALIMENTATION « PUR PLAISIR »

Voici quelques règles pour garder la pêche… et la ligne !

- Prenez **3 repas** par jour à des **heures régulières** (+ éventuellement un goûter léger). Ne sautez pas de repas, votre système digestif n'aime pas cela… votre balance non plus !
- Dégustez un vrai **petit déjeuner** : fruit ou jus de fruits, pain ou céréales (ni chocolatées, ni caramélisées !), beurre ou confiture, thé ou café, lait ou fromage. Vous aurez moins envie de grignoter dans la matinée…
- **Dînez légèrement** : les calories du soir se stockent avec une incroyable facilité.
- Buvez beaucoup d'**eau** au cours de la journée.
- Ne boudez pas le **vin**. 1 ou 2 verres de vin rouge par jour sont excellents pour la santé et diminuent la fréquence des maladies cardiovasculaires. Mais limitez le plus possible les apéritifs et leurs « amuse-gueule » tels que les cacahuètes ou les noix de cajou. Préférez-leur un jus de tomate accompagné de tomates-cerises ou de petits cubes de fromage…
- **Évitez les sodas**, riches en sucre.
- Préparez régulièrement de la **soupe** : elle vous calera sans apport calorique.
- Préférez le **pain complet** au pain blanc.
- Faites cuire vos **légumes à la vapeur**.
- Remplacez les crèmes glacées par des **sorbets**.
- Consommez sans modération **poisson, fruits et légumes**.
- Essayez le lait ou les germes de **soja**. Les aliments à base de soja peuvent être consommés avec modération : la consommation quotidienne doit être limitée à 1 mg/kg de poids corporel d'isoflavone dont la teneur doit être clairement mentionnée sur les produits.
- **Adaptez votre alimentation** à votre activité physique. Les jours de « cocooning », elle ne doit pas être la même que pendant les vacances, lorsque vous allez faire vos courses à bicyclette, nagez 1 h par jour et faites du ski nautique plusieurs fois par semaine !
- Adonnez-vous sans retenue au **régime méditerranéen** : poissons et fruits de mer, consommation modérée de viande (volailles ou viandes blanches de préférence) ; pain complet, pâtes, riz, légumes secs ; huiles d'olive et de colza, margarines enrichies en phytostérols…

Enfin, l'activité physique permet d'éliminer les toxines, de chasser les idées noires et d'avoir un meilleur sommeil.

Le sport consolide également **les os**, car ceux-ci ont besoin de subir des tractions musculaires pour se renouveler.

Autre bénéfice du travail musculaire : il favorise la circulation et améliore l'état des veines et des artères.

Des études ont démontré que ceux et celles qui pratiquent un exercice physique régulier ont moins de **maladies cardiovasculaires** que les sédentaires. Le sport, en effet, régule la tension artérielle. Tout comme, par ailleurs, il améliore les **capacités respiratoires**.

Enfin, certaines études ont montré qu'une pratique sportive régulière diminuait les risques de **cancers hormono-dépendants**.

Alors, partez du bon pied !

Régularité et endurance

Faire du sport, c'est bien. Le pratiquer avec discernement, c'est mieux. Courir un marathon après des mois d'inactivité vous fera plus de mal que de bien. Mieux vaut marcher (rapidement) tous les jours pendant 1 h que s'épuiser à courir pendant 2 h le dimanche matin. Pour les plus courageuses, 3 fois 30 à 45 mn par semaine est un très bon rythme. Enfin, préférez les sports d'endurance aux sports intenses.

? Quel(s) sport(s) pratiquer de préférence ?

– La **marche**, à un rythme soutenu et avec de bonnes chaussures.

– Le **jogging** est excellent, notamment pour les os car ceux-ci subissent une traction importante ; évitez cependant de courir si vous souffrez d'une arthrose de la hanche ou du genou.

– La **gymnastique**, bien sûr, dans un groupe ou seule, si vous en avez le courage !

– La natation est un sport complet mais peu efficace en prévention de l'ostéoporose ; il faut alors préférer le **jogging**, la **marche** ou le **golf**.

– L'**aquagym** renforce la musculature sans peser sur les articulations.

– Le **vélo** est excellent pour le cœur et pour les muscles.

– Le **tennis** peut fatiguer le cœur. Parlez-en à votre médecin et jouez plutôt en double.

Et si vous lâchiez la voiture et l'ascenseur ?

Quelques principes simples peuvent compléter utilement votre activité physique :
– évitez la voiture ;
– imaginez-vous que votre ascenseur est en panne (en particulier dans le sens de la montée) ;
– ne considérez plus le grand ménage de printemps comme une corvée, mais comme une cure de santé !

DES SOLUTIONS AUX PROBLÈMES RENCONTRÉS

Problème rencontré	Régime alimentaire recommandé	Quelques conseils
Bouffées de chaleur	• Enrichissez votre alimentation en vitamines E et C, et en sélénium. • *Évitez :* – l'alcool ; – les aliments très salés ou épicés.	• Arrêtez de fumer (ou réduisez le plus possible votre consommation de tabac). • Ne vous exposez pas au soleil. • Méfiez-vous des changements brusques de température. • Préférez les vêtements amples et en coton aux synthétiques moulants ; préférez les vêtements superposés et faciles à retirer aux cols roulés. • Faites de l'exercice physique, qui active la circulation et aide à résister aux brusques variations de température.
Surpoids	• *Privilégiez :* – les aliments riches en calcium ; – les aliments riches en protéines ; – les fruits ; – les légumes.	• Faites de l'exercice physique régulièrement. • Mangez 3 fois par jour et à des heures régulières, lentement et dans le calme.

Problème rencontré	Régime alimentaire recommandé	Quelques conseils
Surpoids	• *Méfiez-vous :* – des graisses ; – des sucres rapides. • *Évitez :* – les boissons sucrées, – l'alcool. • Faites des repas riches en calcium et en protéines (qui augmentent la dépense énergétique) et pauvres en sucres rapides.	• Interdisez-vous le grignotage entre les repas.
Sécheresse vaginale		• Utilisez un savon adapté à la toilette intime.
Infections urinaires	• Buvez beaucoup. • Consommez beaucoup de fruits et de légumes et limitez les graisses.	• Faites de l'exercice physique pour lutter contre la constipation. • Pensez à vider votre vessie, notamment après un rapport sexuel.
Fuites urinaires		• Demandez à votre médecin de vous prescrire des séances de rééducation.
Insomnie	• Évitez thé et café après 17 h. • Le soir, évitez l'alcool et mangez légèrement. • Consommez des aliments contenant du magnésium. • Lorsque vous ne pouvez trouver le sommeil, ne calmez pas votre énervement en vous réfugiant dans le réfrigérateur.	• Faites suffisamment d'exercice physique pour libérer la tension nerveuse et fatiguer les muscles. • Veillez à avoir une chambre à coucher fraîche et un bon matelas. • Avant de vous coucher : – choisissez une occupation qui vous détend ; – prenez un bain chaud plutôt qu'une douche froide. • Les rapports amoureux constituent le meilleur somnifère naturel…
Trous de mémoire	• Ne négligez pas les acides gras essentiels.	• Entraînez votre mémoire en apprenant « par cœur ». • Essayez de préserver un sommeil suffisant et naturel (sans médicaments).
Problèmes cardio-vasculaires	• Optez pour le régime méditerranéen : – beaucoup de poisson ; – peu de viande (volailles de préférence) ; – utilisez de l'huile d'olive ; – beaucoup de fruits et légumes ; – pain et céréales.	• Ayez une activité physique régulière. • Évitez les sports violents (au tennis, jouez plutôt en double). • Préférez les sports d'endurance (marche, vélo à un rythme raisonnable).
Ostéoporose	• « Mangez » du calcium : – laitages ; – fromages maigres ; – certaines eaux minérales qui en contiennent plus que d'autres.	• Faites de l'exercice… encore et toujours !

LA MÉNOPAUSE : MALADIE OU PHÉNOMÈNE NATUREL ?

Chez certaines femmes, l'arrivée de la ménopause provoque une sorte de choc qui crée un état dépressif. Pourtant, ce n'est pas une maladie, mais un phénomène physiologique tout à fait naturel. Plutôt que considérer cette petite révolution comme une catastrophe, mieux vaut mettre tout en œuvre pour la vivre le mieux possible !

? La ménopause : le deuil de quelque chose ?

Les symptômes organiques de la ménopause sont certes plus ou moins marqués selon les femmes, mais il ne faut pas négliger l'interaction entre les aspects psychologique et physique.

Indubitablement, le regard porté par une femme sur sa ménopause accroît ou, au contraire, minimise l'importance des symptômes.

Considérer la ménopause comme un symbole de vieillissement et/ou comme le deuil douloureux de la capacité à procréer ne peut évidemment faciliter les choses.

Par ailleurs, une femme qui a toujours su vaincre les difficultés regarde souvent ce nouvel état de fait comme un nouveau défi à relever.

À l'inverse, celles qui ont toujours considéré la vie comme un combat perdu d'avance vont se sentir encore plus vulnérables, surtout si elles se trouvent confrontées dans le même temps à des difficultés supplémentaires (deuil, départ des enfants, séparation, perte d'emploi...).

Un vécu différent

La ménopause n'est pas vécue de la même façon aux quatre coins du globe.
Pour les femmes zouloues qui ont eu de très nombreux enfants, par exemple, l'arrivée des bouffées de chaleur est une fête car elle leur apporte la certitude de ne plus être enceintes.
Et dans les pays où les femmes sont considérées comme impures au moment des règles, leur arrêt est bien évidemment un événement heureux...
Les choses sont bien différentes en Occident.
Dans un monde où beauté physique et jeunesse sont vénérées, voir ses traits s'affaisser et sa silhouette s'alourdir ne peut qu'être angoissant. La ménopause rappelle à la femme occidentale qu'elle ne va cesser dorénavant de s'éloigner du modèle idéal de femme jeune et (physiquement) parfaite...
Pourtant, n'en déplaise aux médias, une femme de 50 ans est encore jeune et peut espérer vivre au moins 30 ans !
Un buste de marbre aux formes idéales est-il vraiment plus beau qu'un visage peut-être irrégulier, mais animé par un regard plein de vie et riche d'expérience ?

? Faut-il traiter la ménopause comme une maladie ?

Le fait de considérer la ménopause comme une étape naturelle de l'existence ou comme une maladie a son importance. Pour les femmes, bien sûr, qui vont soit l'accepter, soit la nier… et aussi pour les médecins. Celui qui la considère comme une carence hormonale va choisir de la traiter comme une maladie, en apportant à l'organisme les hormones qui lui manquent. Celui qui la regarde comme un phénomène physiologique naturel va peut-être se refuser à toute prescription médicale…

Une position intermédiaire consisterait à ne traiter que les femmes qui souffrent de troubles gênants. Ce serait oublier que certaines complications de la carence hormonale sont insidieuses et n'apparaîtront que plusieurs années plus tard…

Que la ménopause soit un phénomène physiologique est une chose ; ne pas l'aider à s'accomplir dans les meilleures conditions en est une autre. La médecine moderne a permis de minimiser les douleurs de l'accouchement et de limiter le nombre des naissances. Pourquoi ne tenterait-elle rien pour améliorer la qualité de la vie après la cinquantaine ? Alors, les femmes n'auront plus aucune raison d'appréhender cette nouvelle étape qui, pour beaucoup d'entre elles, va représenter 1/3 de leur existence…

L'AVIS DU DR MARIANNE BUHLER, GYNÉCOLOGUE

La ménopause est-elle une maladie ou un phénomène naturel ?

La ménopause n'est pas une maladie puisqu'elle est naturelle et inévitable. Mais en même temps, elle déclenche des symptômes. On pourrait la considérer comme un « syndrome métabolique », comme toute maladie endocrinienne où, par manque hormonal, on a un certain nombre de symptômes.

Selon vous, comment les femmes d'aujourd'hui vivent-elles leur ménopause ?

Un grand nombre de femmes l'abordent avec difficulté car elles la considèrent comme un signe de vieillissement. Ce qui les perturbe le plus, c'est l'idée que ce cap marque un point de non-retour. D'autres, au contraire, ont une seule préoccupation : ne pas en souffrir physiquement. Peu leur importe la ménopause du moment que leur qualité de vie n'est pas modifiée.

Enfin, il y a celles qui refusent d'admettre que leurs troubles proviennent de la ménopause. J'ai vu des femmes qui n'avaient pas eu de règles depuis 3 ans, et qui avaient toujours peur de se trouver enceintes !

Bien souvent, comme avec tout phénomène perturbant, il y a des phases successives. Il arrive qu'une femme m'affirme lors d'une consultation qu'elle n'acceptera jamais d'être ménopausée, et qu'elle me dise 1 an plus tard, le sourire aux lèvres, que ce n'est pas si grave et qu'elle a de belles années devant elle… Ce qui est vrai !

Un autre élément entre en ligne de compte : depuis que des études ont mis en relief les risques du traitement hormonal, j'ai le sentiment que le nombre de femmes ne supportant pas les bouffées de chaleur diminue.

Celles qui refusent catégoriquement d'être traitées décident bien souvent de ne plus attacher d'importance à des symptômes qui auparavant les obsédaient… Ce qui ne fait que confirmer l'importance du psychisme dans la perception que l'on a des manifestations physiques…

EN CONCLUSION : CE QUE NOUS EN PENSONS

MÉNO... PAUSE ?

La ménopause et son traitement resteront probablement l'un des exemples les plus représentatifs de la difficulté à informer le public sur les questions de santé. Et ce, quel que soit le professionnalisme des informateurs.

Avons-nous bien fait notre travail ? N'avons-nous pas failli ? Avons-nous été à la hauteur de la confiance que nous portent téléspectateurs, auditeurs, lecteurs ?

N'avons-nous pas traité, nous, relais de l'information « santé », les messages sur le traitement hormonal substitutif de la ménopause un peu trop légèrement ? Ne sommes-nous pas responsables, en partie, de complications et autres effets secondaires que certaines femmes ont pu avoir après nous avoir lus ou entendus ?

Ces questions, nous nous les posons depuis que le débat est lancé sur le THS.

Et le cas de la ménopause rappelle étrangement celui des corticoïdes.

Quand ces anti-inflammatoires sont apparus, on a crié au miracle. Plus d'inflammation, plus de douleur, bref « Allons-y ! » se disaient les médecins.

Et puis les premiers effets secondaires sérieux sont arrivés. On s'est aperçu que les glandes surrénales, usine de fabrication de notre cortisone naturelle, se mettaient tellement au repos (puisqu'on apportait à l'organisme ce qu'elles synthétisaient elles-mêmes), qu'à l'arrêt du traitement, elles ne redémarraient pas toujours ! Et ça, c'était la catastrophe.

Aujourd'hui, on manie les corticoïdes avec précaution, mais sans appréhension, car on a appris à les connaître.

L'histoire recommence avec le THS, même si là il n'est pas question que les ovaires « redémarrent ». Il y a une dizaine d'années, notre message était clair. Toutes les femmes, sauf véritable contre-indication, devaient prendre des hormones. Et ce, durant le reste de leur vie. C'était le seul moyen de compenser l'arrêt de leur fabrication par les ovaires. C'était logique, raisonné… mais imprudent !

Aujourd'hui, et vous l'aurez largement lu dans cet ouvrage, il faut être plus raisonnable dans notre abord du THS. Plus raisonnable, c'est-à-dire adapter le traitement à la patiente... et non l'inverse !

Prendre des hormones quand cela est nécessaire, oui, mais avec, comme pour tout traitement, une évaluation régulière de la part du médecin des avantages et inconvénients d'une thérapie.

Et ce... détail, tout le monde l'avait un peu oublié en délivrant des messages dogmatiques.

Faites confiance à votre médecin. Lui seul peut vous dire ce que vous pouvez et devez faire pour éviter ces bouffées de chaleur qui vous gâchent la vie et renforcer votre squelette pour éviter les fractures.

Mais surtout, cette affaire du THS nous aura beaucoup appris, nous qui vous donnons des conseils à longueur d'émissions.

Appris surtout que la vérité scientifique d'un jour n'est pas forcément celle du lendemain.

ANNEXES

LES CHIFFRES DE LA MÉNOPAUSE

? Combien de femmes sont ménopausées chaque année ?

Chaque année, environ 400 000 Françaises atteignent la cinquantaine.

Ce nombre important s'explique par le fait que ces femmes sont nées lors du « baby-boom ».

Nombre de femmes ménopausées en France

En 1995	9 000 000
Fin 2003	10 500 000 *

* dont 5 500 000 ont plus de 65 ans (chiffre AFEM)

? Combien de temps vivent-elles avec une ménopause ?

Aujourd'hui, une Française peut espérer vivre en moyenne plus de 30 ans après sa ménopause. La longévité augmentant d'environ 3 mois tous les 2 ans, 1 Française de 50 ans sur 4 atteindra 90 ans.

• Les signes immédiats de la ménopause

Environ 1 femme sur 4 n'en subit aucun.

Une étude a été réalisée par le docteur Kaufman, médecin américain, spécialiste de la ménopause. Elle portait sur 200 femmes et a permis de répertorier la fréquence de manifestations immédiates de la ménopause, en ordre décroissant (voir tableau ci-contre).

• Les conséquences tardives de la ménopause

Entre 60 et 75 ans, 1 Française sur 4 est atteinte d'ostéoporose. Au-delà de 75 ans, c'est 1 Française sur 2.

LES MANIFESTATIONS IMMÉDIATES DE LA MÉNOPAUSE

Bouffées de chaleur	67 %
État dépressif	38,5 %
Transpiration excessive	31 %
Insomnies	26 %
Vaginite atrophique (inflammation et rétrécissement du vagin)	20 %
Fatigue	18,5 %
Maux de tête	11 %
Modification du poids	7 %
Modification des cheveux	6,5 %
Modification de la peau	6 %
Modification de la poitrine	5,5 %

NOMBRE DE FEMMES QUI SUIVENT UN THS EN FRANCE

1996	12 %	Pour 18 % des Allemandes et 28 % des Américaines.
2001	50-65 ans : 40 % Au-delà de 65 ans : 3 %	Soit 20 % de l'ensemble des femmes ménopausées. Après 65 ans, le pourcentage est très faible.
2003	50-55 ans : 50 %	Après 55 ans, le pourcentage diminue.
2004	50-55 ans : 50 % 55-60 ans : 30 % environ Au-delà de 60 ans : un très petit nombre	

12 MESSAGES CLÉS À DESTINATION DES FEMMES

1. La ménopause n'est pas une maladie ! Le THS est par contre un médicament. Il a des indications, des contre-indications et des effets indésirables. Il doit être prescrit pour une durée limitée ; en pratique, 2 à 3 ans sont en moyenne suffisants (discutez-en avec votre médecin !).

2. Le THS est le traitement de loin le plus efficace contre certains troubles qui peuvent survenir à la ménopause, telles les bouffées de chaleur, la sécheresse vaginale et les sudations nocturnes. Il ne s'agit pas d'une panacée dans la lutte contre le vieillissement, il ne répondra pas dans ce cas à toutes vos attentes. Il n'a, en particulier, pas d'effet protecteur sur les troubles cognitifs et le risque de démence.

3. Le THS est efficace pour la prévention de certaines fractures à la ménopause. Les fractures sont cependant peu fréquentes avant 60 ans et des alternatives thérapeutiques peuvent vous être proposées. Discutez-en avec votre médecin !

4. Si vous avez besoin ou souhaitez prendre un THS à base d'œstrogènes seuls, sachez que, sur la base des données actuelles, ce traitement ne semble pas augmenter les risque de cancer du sein mais que par contre vous serez exposée à un risque cardiovasculaire et un risque de cancer de l'endomètre accrus. Discutez-en avec votre médecin !

5. Si vous avez besoin ou souhaitez prendre un THS combinant œstrogènes et progestatifs, vous éviterez le surcroît de risque de cancer de l'endomètre et pourriez réduire le risque de cancer colorectal mais serez exposée à un risque augmenté de cancer du sein et de risque cardiovasculaire. Discutez-en avec votre médecin !

6. Si vous avez eu une hystérectomie, il est inutile de prendre un traitement œstroprogestatif, un traitement par œstrogènes seuls est suffisant. Vous pourriez sinon vous exposer à un surcroît de risque inutile de cancer du sein.

7. Si vous ne présentez pas de facteur de risque particulier, les experts considèrent que ces surcroîts de risque ne remettent pas en cause la prescription d'un THS dans le traitement de certains troubles de la ménopause tels que bouffées de chaleur, sécheresse vaginale ou sudations nocturnes. Discutez-en avec votre médecin !

8. Nous attirons votre attention sur le fait que ne pas prendre de THS ne vous fera pas éviter tout risque de cancer ou tout risque cardiovasculaire. Les cancers du sein ou de l'endomètre et les accidents cardiovasculaires surviennent aussi chez des femmes qui n'ont jamais pris de THS.

9. Si vous avez arrêté un THS, vous ne courez plus de risque cardiovasculaire supplémentaire. De même, le surcroît de risque de cancer du sein aura disparu dans les 5 ans après l'arrêt de votre traitement.

10. Pour éviter les problèmes, le meilleur suivi consiste à la consultation régulière de votre médecin (par exemple, 2 fois par an) en vue d'un examen gynécologique et à la participation tous les 2 ans au programme de dépistage du cancer du sein par mammographie.

11. Nous attirons votre attention sur le fait que les dérivés du soja, et plus généralement les phyto-œstrogènes, s'ils peuvent avoir une action sur les bouffées de chaleur, peuvent présenter les mêmes risques que les œstrogènes ! La fiabilité de ces produits n'est pas garantie et leur sécurité n'a pas été évaluée. Nous vous déconseillons donc d'en prendre pour le traitement de vos troubles, tant qu'ils n'auront pas reçu l'autorisation des autorités sanitaires.

12. Si vous désirez des informations complémentaires, n'hésitez pas à consulter votre médecin ou bien rendez-vous sur le site Internet www.adresseavenir.fr ou encore téléphonez au 01 01 01 01 01. Un médecin vous répondra.

Extrait du rapport sur *Les traitements hormonaux substitutifs de la ménopause* du 11 mai 2004, réalisé à la demande du Directeur général de la santé par une commission d'audition réunie le 27 avril 2004 à la Faculté de médecine Xavier-Bichat à Paris. Travail organisé et coordonné par l'Anaes (Agence nationale d'accréditation et d'évaluation en santé) et l'Afssaps (Agence française de sécurité sanitaire des produits de santé), avec la collaboration de l'Institut national de la santé et de la recherche médicale (Inserm).

Nous remercions la Haute Autorité de santé de nous avoir autorisé à publier ce document dans cet ouvrage.

Haute Autorité de santé – Service communication – 2, avenue du Stade de France – 93218 Saint-Denis La Plaine Cedex. Ce document ainsi que le rapport complet sont téléchargeables gratuitement sur le site **http://www.has-sante.fr**, rubrique Publications.

GLOSSAIRE

A

Aménorrhée : absence de règles (qui se produit entre la puberté et la ménopause, et en dehors de la grossesse). Le cycle menstruel se reproduit en principe chaque mois.

Androgènes : hormones mâles sécrétées par les testicules de l'homme, ainsi que (en faible quantité) par les glandes surrénales et les ovaires chez la femme.

Antioxydants : substances qui protègent les cellules contre une action excessive des radicaux libres.

Athérosclérose : lésion des artères résultant d'un dépôt de graisse sur leurs parois ; l'athérosclérose favorise les accidents vasculaires.

Atrésie : atrophie des follicules de l'ovaire, l'atrésie totale introduisant à la ménopause.

C

Climatère : période où la ménopause est symptomatique – la ménopause dure environ 30 ans, le climatère quelques mois, voire quelques années.

Cystite : inflammation (infectieuse ou non) de la vessie.

D

Densitométrie : examen qui permet de mesurer la densité osseuse.

Dysménorrhée : règles douloureuses.

Dyspareunie : douleurs au moment des rapports sexuels.

E

Endomètre : muqueuse tapissant l'intérieur de l'utérus.

F

Follicule : structure qui se trouve dans l'ovaire et qui contient un ovocyte ou ovule.

FSH (*follicule stimulating hormon*) : hormone sécrétée par l'hypophyse ; en phase folliculaire du cycle menstruel, elle déclenche la croissance d'un follicule et donc de l'ovule qu'il contient.

G

Gonade : glande sexuelle mâle (testicule) ou femelle (ovaire).

Gonadostimulines : nom donné aux hormones FSH et LH car elles stimulent les sécrétions ovariennes et déclenchent l'ovulation.

H

Hormone : substance chimique sécrétée par un organe ou par un tissu et libérée dans le sang, qui permet à un autre organe ou à un autre tissu de remplir ses fonctions.

Hyperplasie de l'endomètre : développement excessif de l'endomètre.

Hypophyse : petite glande située derrière le nez, qui contrôle de nombreuses autres glandes : ovaires, surrénales, thyroïde…

Hypothalamus : centre situé à la base du cerveau qui régule de nombreuses fonctions (faim, soif, sommeil, éveil, thermo-régulation, activité sexuelle et cycle menstruel).

Hystérectomie : ablation chirurgicale de l'utérus.

L

LH (*luteinizing hormone*) : hormone qui déclenche l'ovulation, c'est-à-dire la rupture du follicule et la libération de l'ovule.

M

Mammographie : radiographie des seins.

O

Œstrogènes : hormones féminines sécrétées par les ovaires.

Ostéoblaste : cellule permettant à l'os de se renouveler.

Ostéoclaste : cellule qui détruit le tissu osseux ancien.

Ostéoporose : diminution de la masse osseuse, qui fragilise les os et peut entraîner des fractures.

Ovariectomie : ablation chirurgicale des ovaires.

P

Périnée : ensemble des parties molles qui ferment le bas de la région pubienne. Constitué de deux groupes de muscles très actifs, il soutient les organes du bas-ventre.

Phyto-œstrogène : substance provenant de plantes et possédant des propriétés semblables à celles des œstrogènes.

Polype : excroissance qui se développe à l'intérieur d'une cavité naturelle (par exemple, utérine).

Préménopause : période précédant l'arrêt définitif des règles.

Progestatif de synthèse : produit synthétique destiné à reproduire les effets de la progestérone.

Progestérone : hormone féminine sécrétée par le corps jaune de l'ovaire après l'ovulation.

S

SERM : modulateur sélectif des récepteurs des œstrogènes, qui possède certaines propriétés des œstrogènes.

Sphincter : muscle en forme d'anneau qui, lorsqu'il se contracte, assure la fermeture d'un orifice naturel.

T

THS : traitement hormonal substitutif.

Testostérone : hormone masculine.

Thrombose veineuse ou phlébite : formation d'un caillot dans une veine.

V

Vasodilatateur : qui augmente le diamètre des vaisseaux.

ADRESSES UTILES

Associations

• L'**Association française pour l'étude de la ménopause (AFEM)** est une association à but non lucratif régie par la loi de 1901 et s'adressant aux médecins.

Sur le site www.menopauseafem.com, un espace « grand public » permet de mieux comprendre la ménopause.

• **Femmes pour toujours**

Centre d'information *Santé et bien-être de la femme*

15/17, rue des Nanettes 75011 Paris

(Accueil et permanence téléphonique mar., mer., jeu., de 12 h à 18 h au 0 826 62 31 95 {0,15 €/mn}, service vocal 24 h/24.)

E-mail : info@femsante.com

www.femsante.com

Association destinée au grand public, qui s'est donné pour vocation d'établir le lien entre les femmes, le corps médical et les pouvoirs publics en matière de prévention et de qualité de vie.

Sites Internet

• **www.menopause-infoconseil.com**

Un site présentant une information claire et exhaustive sur le fonctionnement et les conséquences de la ménopause, ainsi que sur le traitement hormonal, mais également des conseils pour être bien dans son corps et dans sa tête.

• **www.doctissimo.fr**

La ménopause en dix questions dans la rubrique « Santé ». Ce site vous donne des conseils pertinents et vous éclaire pour pouvoir gérer cette étape de la vie de la meilleure manière qui soit et réagir.

• **www.notretemps.com**

Consultez la rubrique « Santé ». Des questions-réponses sur le THS, les conséquences de la ménopause et des conseils pour bien vivre après 50 ans.

• **www.crhsc.umontreal.ca/hscm/gyneco/menopause.html**

L'université de Montréal met à disposition un petit site répondant aux questions fréquemment posées sur la ménopause et la préménopause.

• **www.esculape.com/fmc/menopause.html**

Ce site apporte des informations sur les bénéfices et les risques des traitements hormonaux de substitution de la ménopause et jette un regard sur les traitements alternatifs.

Cancer

• **Fédération nationale des centres de lutte contre le cancer** (liste des centres anticancéreux)

101, rue de Tolbiac 75013 Paris

Tél. : 01 44 23 04 04

www.fnclcc.fr

• **Association pour la recherche sur le cancer (ARC)**

94803 Villejuif Cedex

Tél. : 01 45 59 59 59

www.arc.asso.fr

• **Écoute Cancer (Cancer Info Service)** Permanence téléphonique de la Ligue nationale contre le cancer. Tél . : 0 810 810 821

• **Ligue nationale française contre le cancer**

14, rue Corvisart 75013 Paris

Tél. : 01 53 55 24 61

Il existe, sur le territoire national, plus de 101 comités de la Ligue. La liste complète figure sur le site Internet www.ligue-cancer.asso.fr

• **Vivre comme avant**

14, rue Corvisart 75013 Paris

Tél. : 01 53 55 25 26

Association créée par des bénévoles ayant eu à subir une opération pour un cancer du sein et qui sont à l'écoute des femmes atteintes par la maladie pour les orienter et les encourager.

• **Vous trouverez une liste des centres de dépistage du cancer du sein par département sur le site** :

www.rendezvoussanteplus.net

Y figurent également des explications sur le principe du dépistage, les raisons de sa création, la manière de le pratiquer, la façon dont se passe une mammographie, etc.

Régime alimentaire

• **Centre de rééducation alimentaire (CEREAL)** 7, rue des Iris

25000 Besançon

Tél. : 03 81 88 10 98

Animations pour informer le public sur tout ce qui concerne la santé et l'alimentation.

• **Weight Watchers** (400 centres en France)

7, parc Ariane, bât. Mars

78284 Guyancourt Cedex

Tél. : 0 825 305 305 et 01 30 14 70 99

Pour trouver une réunion près de chez vous, consultez le site : www.weightwatchers.fr

• **Hôpital Bichat**

Service du professeur Apfelbaum

46, rue Henri-Huchard 75018 Paris

Tél. : 01 40 25 80 80

Le Pr Apfelbaum, nutritionniste, est chef du service des explorations nutritionnelles à l'hôpital Bichat à Paris et concepteur de la célèbre méthode LeDiet.

Tabac

• **Comité national contre le tabagisme**

www.cnct.org

Le Comité national contre le tabagisme met à votre disposition des informations sur le tabagisme : textes de loi et conseils pratiques, adresses de centres d'aide à l'arrêt du tabac et données de base sur l'épidémie tabagique. Des documents audiovisuels, affiches et brochures sont également disponibles.

• **Centre de ressources antitabac**

www.tabac-info.net

Parrainé par la Ligue contre le cancer, ce Centre de ressources met à la disposition de tous des informations pratiques et des données statistiques et juridiques sur les méfaits du tabagisme.

BIBLIOGRAPHIE

Delphine Barbier, Claudia Righini, Brigitte Steinitz, Sylvie Tiné-Brissiau, et al., *50 ans au top : ménopause, bien-être, alimentation, forme*, Hachette Pratique, 2005.

Hélène Barbier du Vimont, Françoise Moreau-Delgado, Max Tétau, *La Ménopause au quotidien*, coll. « Guides Top Santé », Télémaque, 2005.

Pascale Bélot-Fourcade et Diane Winaver (sous la direction de), *La Ménopause : regards croisés entre gynécologues et psychanalystes*, Érès, 2004.

Catherine Bergeret-Amselek, *La Femme en crise ou La ménopause dans tous ses états*, éd. Desclée de Brouwer, 2005.

Nicolas Bles, *ABC des oligoéléments*, éd. Grancher, 2005.

Marie Borrel, *60 Conseils ménopause*, Hachette Pratique, 2004.

Marianne Buhler et Josette Rousselet-Blanc, *40 ans pour longtemps*, Marabout, 2003.

Drs Marina Carrère d'Encausse et Michel Cymes, *Spécial contraception*, Marabout, 2004.

Dr Caroline Chaine, *Le Petit Livre de la ménopause*, Odile Jacob, 2004.

Jan Clark, *La Ménopause : traitement hormonal et alternative naturelle*, Le Courrier du Livre, 2003.

Annabelle Clément et Dr René Gentils, *La Ménopause*, Mango-Pratique, 2002.

Dr Georges Crabbé et Svetlana Crabbé, *Bien vivre la ménopause grâce aux médecines douces*, Albin Michel, 2004.

Yves Donadieu, *Aide-mémoire des oligo-éléments : comment traiter 64 maux courants par l'oligothérapie ?*, Pocket Nature, 2003.

Dr Jean Doubovetzky et Frédérique Maurel, *Femme de 50 ans, bien vivre votre santé : comment garder la forme et préserver l'avenir*, Balland 1999.

Évelyne Drapier-Faure, *La Ménopause*, Masson, 2003.

Évelyne Drapier-Faure, Christian Jamin, *La Ménopause*, Doin, 2003.

Dr David Élia, *50 ans au naturel : la vérité sur la révolution des phyto-œstrogènes*, J'ai lu, 2004.

Dr David Élia, *Le Bonheur à cinquante ans – Le passage de la ménopause : transformez la nécessité en une énergie pour la vraie vie*, éd. de la Seine, 2001.

Danièle Festy, *La Ménopause en douceur – Bouffées de chaleur, kilos, ostéoporose, troubles de l'humeur, le traitement au naturel : soja, yam, plantes, homéopathie*, éd. Leduc. S, 2004.

Dr Patrick Gepner, *L'Ostéoporose*, Odile Jacob, 2004.

Pr André Gorins, *Après la ménopause : une nouvelle vie devant soi*, éd. Josette Lyon, 2004.

Yashar Hirshaut, Peter I. Pressman, *Cancer du sein*, Marabout, 2004.

Karen Jensen, Lorna R. Vanderhaeghe, *Une ménopause sans hormonothérapie*, éd. ADA, 2004.

Pr Henri Joyeux, *Femmes, si vous saviez... – Des hormones, de la puberté à la ménopause : perspectives 2005-2010, 110 questions-réponses*, éd. François-Xavier de Guibert, 2004.

Dr Ingeborg Lackinger Karger, *La Ménopause : bien-être, équilibre et rayonnement*, Vigot, 2005.

Marie-Christine Laznik-Penot, *L'Impensable Désir : féminité et sexualité au prisme de la ménopause*, Denoël, 2003.

Claudie Lepage, *Le Nouvel Âge d'or de la femme : aborder la cinquantaine en toute sérénité*, coll. « Santé », J'ai lu, 2003.

Paul Lépine, Danielle Ruelens, *La Ménopause : aux hormones ou au naturel ?*, éd. Quebecor, 2004.

Patrice Lopès, Florence Trémollières, *Guide pratique de la ménopause*, Masson, 2004.

Évelyne Majer-Julian, *L'Homéopathie pour bien vivre la ménopause*, éd. Similia, 1994.

Gérard Pacaud, *L'Homéopathie au féminin : un guide 100 % féminin qui détaille les affections qui concernent majoritairement les femmes*, Marabout, 2003.

Martine Pérez, *Traitement hormonal substitutif : la fin d'un mythe*, Robert Laffont, 2005.

Dr Joëlle Proust, *Réponses à 100 questions sur la ménopause*, Solar, 2003.

Serge Rafal, *La Ménopause au naturel*, Marabout, 2002.

Serge Rafal, *Le Guide Marabout des médecines douces*, Marabout, 2001.

Serge Rafal, *Guide des vitamines et oligoéléments*, Marabout, 2001.

Lydie Raisin, *Rester en forme après 50 ans*, Marabout, 2002.

Dr Henri Rozenbaum, *La Ménopause heureuse*, Odile Jacob, 2003.

Dr Jacques Saglier, *La Femme et le Cancer du sein*, Odile Jacob, 2005.

Dr Michèle Serrand, *La Nouvelle Ménopause*, Alpen, 2005.

INDEX

A

Alimentation 29, 45, 67, 78-79, 82, 86-88, 92-96, 109-110
Allopathie 79, 81, 83
Aménorrhée 29, 45, 86, 106
Androgènes 14, 19, 30, 41, 55, 58, 72, 106
Angoisse 37-38, 40, 44, 46, 58, 80
Antioxydants 106
Artères 48-49, 88, 93, 95, 106
Athérosclérose 48-49, 59, 93, 106
Atrésie 17, 19, 106

B

Bien-être 15, 76, 92, 108, 110-111
Bouffées de chaleur 8-9, 12, 15, 18, 21, 23, 26, 28-30, 40, 44, 55-58, 61, 70, 76-78, 80, 82-83, 86, 94, 98, 100, 104, 110

C

Cancer 20-21, 50-51, 54, 59, 65-68, 70-73, 76-79, 86, 88-89, 94-95, 108-109, 111
Cardiovasculaire (problème, maladie, risque, système) 20-21, 30, 48-49, 59, 61, 69, 78, 88-89, 93-95
Carence (hormonale) 8, 27, 29, 36-37, 40, 44-45, 49, 54, 82, 87, 99
Cholestérol 21, 49, 59, 72, 77-78, 88-89, 93-94
Climatère 27, 106
Côlon 59, 67-68, 89
Cystite 80, 106

D

Densitométrie 23, 46, 59, 61, 81, 87, 106
Dépistage 6, 51, 66, 72, 86, 88-89, 109
Dépression 21, 28, 38, 40, 58, 80, 82, 83
DHEA 55, 76-77
Dysménorrhée 106
Dyspareunie 106

E

Endomètre 14-16, 20, 51, 59, 65, 88, 106
Exercice physique 86, 94-97

F

Fatigue 8, 23, 26-27, 30, 38-40, 48, 64, 80, 81, 83, 94, 104

Fibrome 20, 27, 50, 65, 70, 82

Follicule 14-20, 106-107

FSH (*follicule stimulating hormon*) 15-16, 18, 21, 81, 106

Fuites urinaires 32, 58, 83, 94

G

Gonade 16, 106

Gonadostimulines 16, 106

Grossesse 14-20, 28, 39, 65, 106

H

Homéopathie 76, 79, 82, 94, 110-111

Hormone 8-9, 12, 14-19, 21, 26, 29-32, 36, 40-41, 49, 54-59, 61, 64-66, 76, 78-79, 82, 89, 93, 99-100, 106-107, 111

Hyperplasie de l'endomètre 106

Hypophyse 14, 16-19, 21, 29, 106

Hypothalamus 14, 16-18, 29, 36, 107

Hystérectomie 72, 107

I

Insomnie 8, 21, 23, 28, 38, 40, 44, 78-79, 82-83, 97, 104

Irritabilité 28, 40, 58

L

LH (*luteinizing hormone*) 16, 18, 21, 81, 106-107

Libido 14, 18-19, 38, 41, 55, 57-58, 76, 82

M

Mammographie 6, 21, 60, 71-72, 88-89, 107, 109

Maux de tête (migraine) 8, 21, 38, 40-41, 61, 64, 78, 80, 82, 104

Muqueuse utérine 15-16, 50-51, 54-55, 68

O

Œstrogènes 8, 12, 14-15, 18, 21, 26-27, 29-30, 33, 36-37, 39-41, 44-45, 49-51, 54-61, 64-68, 70, 72, 77-80, 83, 87-88, 107, 110

Oligoéléments 83, 110-111

Oligothérapie 76, 82, 110-111

Ostéoblaste 44, 107

Ostéoclaste 44, 45, 107

Ostéoporose 20, 44-46, 59-60, 76-78, 81, 86, 94, 97, 104, 107, 110

Ovaires 8, 12-21, 23, 26, 28-29, 54-55, 58, 61, 67-68, 70, 78, 100, 106-107

Ovariectomie 107

Ovulation 12, 14-16, 18, 106-107

P

Peau 6, 8, 14-15, 21, 26, 30, 37, 41, 44, 57, 76, 80, 82-83, 86, 93-94, 104

Périnée 32-33, 83, 107

Phyto-œstrogène 55, 77-79, 83, 87-88, 107, 110

Pilule contraceptive 20-21, 27, 60-61, 65, 72

Plantes 55, 76-79, 82, 88, 107, 110

Poids 6, 8, 21, 26, 28, 29-30, 33, 37, 41, 57, 61, 64, 79-80, 92, 94, 96-97, 104

Polype 50-51, 54, 65, 107

Préménopause 12-13, 21, 28-29, 40-41, 80-82, 86-87, 107-108

Progestatif de synthèse 65, 107

Progestérone 8, 12, 14-16, 18, 26, 36, 40, 51, 55-56, 61, 67, 69-70, 72, 82, 107

Puberté 12, 14-15, 17, 20, 26-27, 39, 41, 54, 106, 111

R

Règles 12-13, 15-16, 18-20, 23, 26-29, 38, 41, 45, 55-56, 65, 80, 82, 87, 98-99, 106-107

S

Sécheresse (voir *Vagin*)

Seins 14-15, 20-21, 26, 28, 31, 37, 41, 51, 56, 59-60, 65-68, 70-73, 76-80, 88-89, 107, 109, 111

SERM (*Selective estrogen receptor modulator*) 77, 87-88, 107

Sexualité 14, 41, 111

Soja 77-78, 82, 93, 95, 110
Sphincter 32-33, 107
Statistiques 49, 104
Syndrome prémenstruel 27, 38

T

Tabac 18, 28-29, 45, 49, 86-87, 92, 94, 96, 109
THS : traitement hormonal substitutif 20, 54, 100
Tension (artérielle) 14, 21, 49, 61, 69-70, 80, 89, 95
Tension (mammaire) 26, 28, 82
Testostérone 107
Thrombose veineuse ou phlébite 69-70, 73, 77, 88, 107
Troubles de l'humeur 15, 38, 40, 56-58, 61, 78, 82, 110

U

Utérus 14, 16, 21, 23, 27-28, 32, 50-51, 54-56, 59, 61, 65, 67-68, 70, 72, 77-78, 88, 94, 106-107

V

Vagin 14, 21, 26, 31-32, 41, 55, 57-58, 78, 80, 83, 97, 104
Vasodilatateur 88, 107
Vitamines 83, 86, 92, 94, 96, 111
Voix 33, 58, 83

NOTES PERSONNELLES

TABLE DES MATIÈRES

SOMMAIRE 4

PRÉFACE 6

INTRODUCTION 8

CHAPITRE 1 11
LA MÉNOPAUSE : UN BOULEVERSEMENT

Un véritable bouleversement dans la vie d'une femme 12
- Quand peut-on dire qu'une femme est ménopausée? 12
- Qu'appelle-t-on «préménopause»? 12
- Combien de temps dure la préménopause? 12
- Qu'est-ce que les ovaires? 14
- Comment fonctionnent-ils? 14
- À quoi servent les œstrogènes? 14
- À quoi sert la progestérone? 15
- Que se passe-t-il chaque mois? 15
- Qu'est-ce que l'ovulation? 15
- Que se passe-t-il si l'ovule n'est pas fécondé? 16
- Quelles sont les hormones sécrétées par le cerveau? 16
- Qu'appelle-t-on «atrésie folliculaire»? 17

L'âge de la ménopause 18
- Que se passe-t-il quand les ovaires ne fonctionnent plus? 18
- À quel âge survient la ménopause 18
- Pourquoi l'âge de la ménopause varie-t-il? 19
- Plus tôt? plus tard? 20
- Quand dit-on qu'une ménopause est précoce? 20
- Quand dit-on qu'une ménopause est tardive? 20
- Quand et pourquoi consulter? 20
- En quoi consiste l'examen clinique? 21
- Préménopause ou pas? 21
- «de Vous à Nous» 22

CHAPITRE 2 25
LES EFFETS À COURT ET À MOYEN TERME DE LA MÉNOPAUSE

Les conséquences de la ménopause 26
- Quels sont les premiers effets constatés? 26
- Ces troubles sont-ils les mêmes pour toutes? 26
- La disparition des règles est-elle le premier signe? 27
- Le syndrome prémenstruel disparaît-il? 27

•L'arrêt des règles est-il réversible? 27
•Quand devient-on vraiment infertile? 28
•Toutes les femmes ont-elles des bouffées de chaleur ? 28
•Comment se manifestent-elles? 28
•À quoi sont dues les bouffées de chaleur? 29
•Pourquoi la ménopause fait-elle grossir? 29
•Pourquoi ce surpoids? 29
•Pourquoi la peau change-t-elle d'aspect? 30
•Et les cheveux, comment lutter contre leur chute? 31
•Que se passe-t-il au niveau des voies génitales? 31
•Les infections urinaires sont-elles plus fréquentes? 32
•Pourquoi certaines femmes ont-elles des fuites urinaires? 32

CHAPITRE 3 35
LES CONSÉQUENCES NERVEUSES ET PSYCHIQUES DE LA MÉNOPAUSE

La ménopause et les troubles de la cinquantaine 36

•Pourquoi l'équilibre psychique est-il perturbé? 36
•Ménopause ou crise de la cinquantaine? 36
•La façon d'appréhender les choses joue-t-elle un rôle? 37

Les bouleversements dus à la ménopause 38

•Pourquoi est-on plus angoissée? 38
•Pourquoi a-t-on parfois l'impression de déprimer? 38
•Pourquoi est-on fatiguée, de manière inexplicable? 39
•Les trous de mémoire sont-ils dus à la ménopause? 39
•Et les troubles de l'humeur? 40
•Pourquoi le sommeil est-il autant perturbé? 40
•Maux de tête et migraines: une question d'hormones? 41
•Qu'en est-il de la vie sexuelle? 41

CHAPITRE 4 43
LES EFFETS À LONG TERME
DE LA MÉNOPAUSE

L'ostéoporose **44**
•Qu'est-ce que l'ostéoporose? 44
•Pourquoi les os deviennent-ils poreux ? 44
•Quelles sont les femmes
les plus touchées ? 45
•Quels sont les signes
qui ne trompent pas? 46
•Comment diagnostiquer l'ostéoporose? 46

Les maladies cardiovasculaires **48**
•Qu'est-ce que l'athérosclérose? 48
•Pourquoi les femmes sont-elles
touchées plus tard? 49
•Quels facteurs aggravent les maladies
cardiovasculaires? 49

La survenue d'éventuels cancers **50**
•Qu'est-ce qu'un fibrome? 50
•A-t-on plus de fibromes lorsque
l'on est ménopausée? 50
•Qu'est-ce qu'un polype? 50
•Quels sont les cancers liés
à la ménopause? 51

CHAPITRE 5 53
LE TRAITEMENT HORMONAL
DE LA MÉNOPAUSE

Le traitement hormonal **54**
substitutif (THS)
•Qu'est-ce qu'une hormone de synthèse? 54
•De quoi est composé
le traitement hormonal? 54
•Comment est-il administré?
et à quelle dose? 55
•Quelle est la fréquence
du traitement? 55
•Quel est l'intérêt majeur du THS? 56
•Quelle est son action sur la peau? 57
•Freine-t-il la chute des cheveux? 57
•Empêche-t-il la prise de poids? 57
•Quelle est son action sur la libido? 57
•Quelle est son action sur la vessie? 58
•Et sur la voix? et sur les petits maux? 58
•Quelle est son action
sur le système nerveux? 58
•Diminue-t-il le risque d'ostéoporose? 58
•Quelle est son action sur les maladies
cardiovasculaires? 59
•THS et cancers: préventif ou risqué? 59
•«De vous à nous» 60

CHAPITRE 6 63

IDÉES REÇUES SUR LE THS, ET CE QU'IL EN EST RÉELLEMENT

Pour ou contre le THS ? 64

- Qui dit « prise d'hormones » dit « prise de poids » ? 64
- Le THS est-il responsable de nos petits maux ? 64

THS et cancer du sein : le point sur la polémique 66

- Le THS augmente-t-il le risque de cancer du sein ? 66

THS et cancers de l'utérus, des ovaires et du côlon 68

- Quelles sont les répercussions du THS sur ces cancers ? 68

THS, maladies cardiovasculaires et problèmes veineux 69

- Le cœur est-il en danger avec le traitement hormonal ? 69
- Qu'en est-il des veines ? 69

Les contre-indications au traitement hormonal 70

- Quelles sont les contre-indications « absolues » ? 70
- Quelles sont les contre-indications « relatives » ? 70
- « De vous à nous » 72

CHAPITRE 7 75

LES AUTRES TRAITEMENTS DE LA MÉNOPAUSE

Vraies et fausses alternatives au THS 76

Les SERM : une réelle alternative 76

- Qu'appelle-t-on « SERM » ? 76
- Quels sont les différents types de SERM ? 76

La DHEA et les phyto-œstrogènes 77

- La DHEA : un élixir de jouvence ? 77
- Quelle est l'action des phyto-œstrogènes ? 77
- Que faut-il attendre du soja ? 78
- Le soja est-il un aliment « miracle » ? 78

Que penser de l'homéopathie, des plantes, de l'oligothérapie ? 79

- Quelle est l'action de l'homéopathie ? 79
- Comment ça marche ? 79
- Quels sont les médicaments de base ? 80

Les plantes 82

- Quelles sont les plantes « spécial ménopause » ? 82

L'oligothérapie 82

- Que sont les oligoéléments ? 82

CHAPITRE 8 85
LA PRÉVENTION DES EFFETS
À LONG TERME DE LA MÉNOPAUSE

La préservation du capital osseux, du cœur et le dépistage des cancers 86

Le capital osseux 86

- Comment prendre soin de ses os? 86
- En quoi consiste la prévention primaire? 87
- Et la prévention secondaire? 87
- Et la prévention tertiaire? 88

Un bon cœur, de bons vaisseaux 88

- Comment prendre soin de son cœur? 88

Le dépistage des cancers 88

CHAPITRE 9 91
LA MÉNOPAUSE AU QUOTIDIEN

L'hygiène de vie 92

- Quelle est la base de l'alimentation? 92
- Quels sont les glucides recommandés? 92
- Quels sont les lipides recommandés? 93
- Quels sont les aliments recommandés? 94
- Et si vous arrêtiez de fumer? 94
- Et si vous bougiez, couriez ou sautiez? 94
- Quel(s) sport(s) pratiquer de préférence? 96

La ménopause: maladie ou phénomène naturel? 98

- La ménopause: le deuil de quelque chose? 98
- Faut-il traiter la ménopause comme une maladie? 99

En conclusion: ce que nous en pensons 100

ANNEXES 103

Les chiffres de la ménopause 104

- Combien de femmes sont ménopausées chaque année? 104
- Combien de temps vivent-elles avec une ménopause? 104

12 messages clés à destination des femmes 106

Glossaire 108

Adresses utiles 110

Bibliographie 112

Index 114

Notes personnelles 118

Dans la même collection chez Marabout

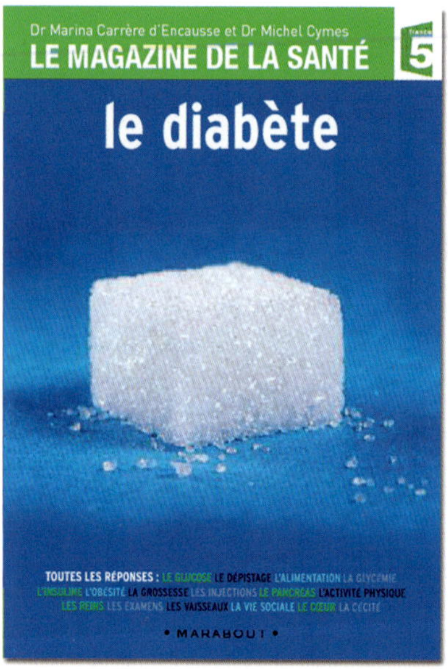

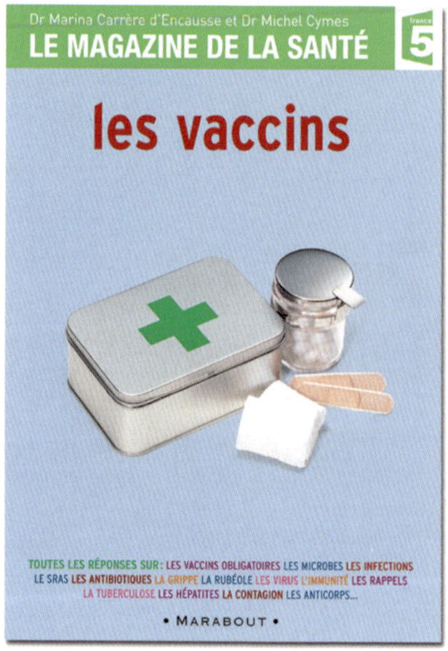

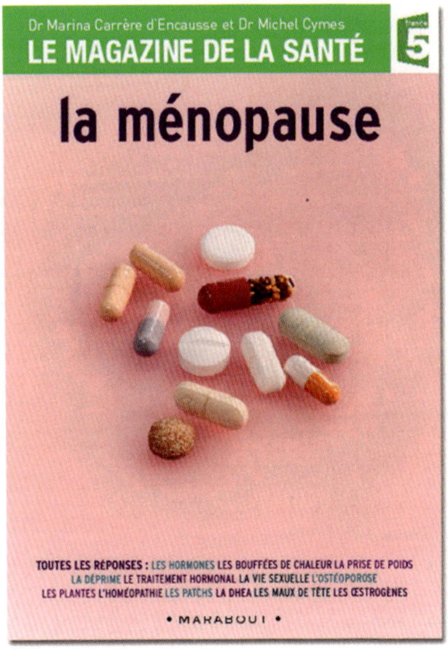

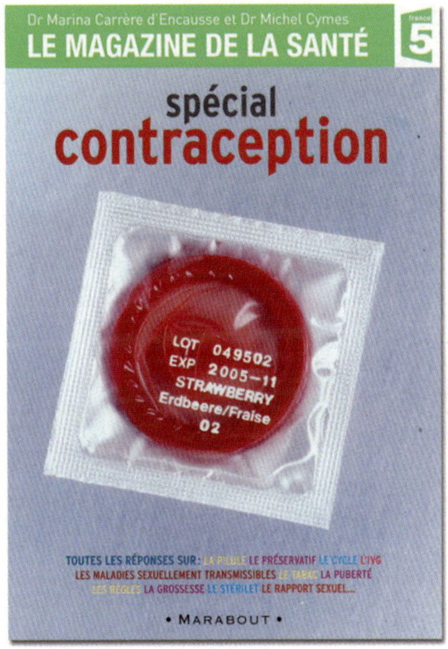

Dans la même collection chez Marabout

Imprimé en Italie par Rotolito Lombarda
Dépôt légal : 60855 – juin 2005
Nuart : 40 3992 1/01
ISBN : 2501-042-88-3